AF139480

## Das Buch
## und die Autoren

Einander treu sein und dennoch fremde Haut spüren, klingt wie duschen, ohne nass zu werden. In ihrem Buch erläutern Kirsten und Steffen Steiner, wie dieser scheinbare Widerspruch dennoch funktioniert und für eine harmonische Beziehung sogar ausgesprochen hilfreich sein kann.

Dafür greifen die Autoren, die seit Jahren in der Swingerszene aktiv sind, sowohl auf eigene Erlebnisse bei zahlreichen Clubbesuchen und privaten Treffen zurück als auch auf Gespräche mit anderen Paaren, die sie in diesem Buch zu Wort kommen lassen. Mit persönlichen Geschichten und Anekdoten geben sie einen Einblick in die Welt der Swinger.

Kirsten und Steffen Steiner

# Monogamie für Fortgeschrittene

Einander treu sein und dennoch fremde Haut
spüren: Als Paar in der Welt der Swinger

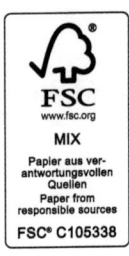

Bibliografische Information der Deutschen
Nationalbibliothek: Die Deutsche Nationalbibliothek
verzeichnet diese Publikation in der Deutschen
Nationalbibliografie, detaillierte bibliografische
Daten sind im Internet über
http://dnb.dnb.de   abrufbar.

Herstellung und Verlag:
BoD – Books on Demand, Norderstedt

ISBN: 9783738634877

# Aus dem Inhalt

# Vorspiel:
## Was uns so treibt

Nein, wir sind nicht verdorben. Wir sind moralisch flexibel. Diese in der Swingerszene immer wieder zitierten Sätze könnten auch auf uns zutreffen. Wobei sich allerdings die Frage stellt, was man unter verdorben versteht. Zudem: Was heißt moralisch? Und vor allem: Wer legt das eigentlich fest?

Als wir die ersten zaghaften Schritte in die Welt der Swinger wagten, hatten wir Vorurteile, Ängste und Bilder im Kopf – die jedoch ganz anders waren als das, was uns tatsächlich bei unseren ersten Abenteuern begegnete. Seither haben wir viel erlebt. Sehr viel sogar. Wir sind Menschen nahe gekommen, die wir ohne unsere sehr besondere Leidenschaft niemals getroffen hätten. Und die meisten dieser Begegnungen haben uns bereichert.

Wir haben spannende, amüsante und auch ein paar unschöne Erlebnisse gehabt. Wir haben mit vielen Paaren gesprochen und deren Geschichten gehört. Diese Gespräche fanden im Swingerclub statt, beim Abendessen an unserem Küchentisch, im Bistro bei Milchkaffee oder Rotwein, in erotischer Atmosphäre vor dem Kamin oder in den Chaträumen verschiedener Swingerforen im Internet. Und irgendwann haben wir angefangen, nicht nur unsere eigenen Geschichten aufzuschreiben, sondern auch manches von dem, was wir bei diesen Gesprächen erfahren haben. Dabei haben wir uns bemüht, diese besondere Form der

Sexualität, die wir als wundervoll erleben, nicht zu verklären. Swingen birgt zweifellos auch Risiken und Nebenwirkungen. Auch davon handelt dieses Buch.

Menschen, die diese etwas andere Welt betreten haben, werden das bestätigen. Swingen kann so manche Überraschung mit sich bringen. Viele Paare haben erlebt, dass sich ihre Beziehung verändert hat – manche negativ, manche positiv. Über allen Kapiteln steht deshalb immer die Frage: Was tut das mit uns als Paar? Denn Swingen verändert eine Beziehung – so oder so.

Wer sich in die Welt der Swinger hineinwagen möchte, sollte vielleicht ein paar Worte aus J.R.R. Tolkiens Buch „Der Herr der Ringe" im Hinterkopf behalten. Zu Beginn der Geschichte sagt Bilbo zu seinem Neffen: „Es ist eine gefährliche Sache, Frodo, aus deiner Tür hinauszugehen. Du betrittst die Straße, und wenn du nicht auf deine Füße aufpasst, kann man nicht wissen, wohin sie dich tragen."

Wir haben nicht den Anspruch, einen Wegweiser für diese Straße aufzustellen. Wir können allenfalls ein paar Tipps geben, wie man seinen eigenen Weg finden kann. Zudem haben wir nicht die Illusion, Vorurteile oder sonst irgendetwas korrigieren zu können, was aus unserer Sicht vielleicht in einem schiefen Licht steht. Wer Vorurteile hat, der hat sie aus gutem Grund und wird sie hegen und pflegen. Wer sie überprüfen möchte, wird das hingegen kaum mit Büchern, sondern nur durch eigenes Erleben tun können. Wir haben dieses Buch vor allem aus einem Grund geschrieben: weil wir eine Menge Spaß daran hatten – und wir hoffen, dass es Menschen gibt, die Spaß daran haben werden, es zu lesen.

Die Namen unserer Gesprächspartner, die wir zu Wort kommen lassen, haben wir geändert. Warum wir dies getan haben, wird in Kapitel 30 deutlich.

Seit wir in die Welt des Swingens eingetaucht sind, sind inzwischen so einige Jahre vergangen. Und trotzdem ist alles für uns noch ebenso aufregend wie am ersten Tag. Deshalb ist dieses Buch keineswegs eine Bilanz unseres Swingerlebens. Allenfalls eine Zwischenbilanz. Wir haben noch viel vor.

# 1. Sex und Beziehung:
## Was heißt hier monogam?

Wir sind monogam. Wir sind ein Paar, das sich treu ist. Immer. Seit wir zusammen sind, ist keiner von uns je fremdgegangen. Dabei wäre es für uns beide gar keine Katastrophe, wenn so etwas tatsächlich einmal passieren würde. Es wäre nicht schön, aber unsere Beziehung würde das aushalten. Jedenfalls glauben wir das, und wir haben das nächtelang ausdiskutiert. Weshalb wir auch keine Probleme damit hätten, es uns gegenseitig zu beichten. Bisher jedoch gab es nichts zu beichten.

Was eigentlich ein eher unnatürlicher Zustand ist. Denn Menschen sind von Natur aus keineswegs monogam. Im Gegenteil: Je weiter die Forscher in die Geschichte unserer Spezies zurückblicken, desto deutlicher kommen sie zu dieser Erkenntnis: Der Homo Sapiens war im Laufe seiner Entwicklung stets ein ausgesprochen polygames Wesen.

Dass Männer in der Menschheitsgeschichte stets das genetische Programm hatten, ihren Samen so weit wie möglich zu streuen, ist hinreichend bekannt und wird inzwischen kaum noch infrage gestellt. Allein schon deshalb, weil dieses Programm bis heute ganz offenkundig wirksam ist. Bislang waren die meisten Forscher aber davon ausgegangen, dass Polygamie vor allem eine männliche Angelegenheit war. Nach der vorherrschenden Theorie verlangten Männer von den Frauen, mit denen sie zusammen waren, unbedingte

Treue – ganz einfach deshalb, weil sie nicht den Nachwuchs anderer Männer aufziehen wollten. Nur wenn diese Treue gewährleistet war, wurde die Frau vom Mann versorgt – was etwa im Europa der Eiszeit eine geradezu existenzielle Bedeutung hatte. Eine schwangere oder stillende Frau war kaum in der Lage, selbst jagen zu gehen oder ausreichend Früchte zu sammeln.

Inzwischen aber wird dieses Bist-du-mir-treu,-bring-ich-dir-Fleisch-Prinzip von immer mehr Forschern infrage gestellt. Den neuen Theorien zufolge waren auch die Frauen in den menschlichen Urgesellschaften polygam – weil nämlich auch sie einem genetischen Programm folgten. Und das lautet: Habe Sex mit mehreren Männern, damit sich die stärksten Gene für deinen Nachwuchs durchsetzen. Stimmt diese Theorie, dann muss in den Höhlen unserer Urahnen ein fröhliches Durcheinander geherrscht haben.

Und das nicht nur in den eigenen Höhlen. Wie sehr es durcheinander ging, lässt sich auch daran ablesen, dass wir alle (mit Ausnahme der afrikanischen Ureinwohner südlich der Sahara) ein bis vier Prozent Neandertaler-Gene in uns tragen. Unsere Urahnen haben beim Sex also sogar die Artengrenze überschritten.

Überhaupt sind die Erkenntnisse der Genforscher recht aufschlussreich, wenn man das Sexualverhalten der Gegenwart verstehen will. So hat beispielsweise die italienische Wissenschaftlerin Isabelle Dupanloup sehr überzeugend belegt, dass die ersten Anfänge der menschlichen Monogamie höchstens 20.000 Jahre zurückliegen können. Evolutionsgeschichtlich ist das kein besonders langer Zeitraum. Zumindest nicht lang genug, um unser genetisches Programm grundsätzlich umschreiben zu können. Und Monogamie, wie sie heute im Allgemeinen verstanden wird, ist eine noch weit jüngere Erscheinung – und dürfte vor allem auf gesellschaftliche Entwicklungen (wie etwa das Entstehen der monotheistischen Religionen Judentum, Christentum und Islam) zurückzuführen sein.

Das Beziehungsmodell, das in den Köpfen der heutigen Menschen des westlichen Kulturkreises lebt, ist menschheitsgeschichtlich gesehen gerade eben erst entstanden. Es entstammt den romantischen Vorstellungen des prüden Bürgertums im 19. Jahrhundert – einer Zeit, in der der eheliche Beischlaf allein der Fortpflanzung dienen sollte, und nicht selten in hoch geschlossenen Verrichtungshemden stattfand (welche an den entsprechenden Stellen zweckdienliche Öffnungen hatten).

Merkwürdigerweise sind die Moralvorstellungen jener Zeit trotz sexueller Revolution und sicherer Verhütungsmethoden auch im 21. Jahrhundert noch das Maß der Dinge, wenn es um Ehe und Monogamie geht. Ein Seitensprung ist auch heute noch fast immer eine große Katastrophe und führt oftmals zum Ende der Beziehung. Die meisten Menschen verlangen von ihrem Partner ein Verhalten auf Basis eines moralischen Konstrukts, das gerade mal 200 Jahre alt ist – und fordern zugleich, dass er oder sie ein genetisches Programm ignoriert, das sich in den vergangenen

200.000 Jahren entwickelt hat. Dass das nicht funktionieren kann, lässt sich zum Teil an den hohen Scheidungsraten ablesen.

Die Evolution erwartet vom Menschen keineswegs Monogamie. Wäre dem so, würden nicht so viele Menschen fremdgehen. Wir alle folgen mehr oder weniger unserem genetischen Programm. Man kann es auch Trieb nennen. Evolutionsgeschichtlich leben wir alle noch immer in den Höhlen der Steinzeit, wo unsere Spezies ungleich mehr Zeit verbracht hat als in den Kirchen vergangener Jahrhunderte oder den Reihenhäusern der Gegenwart.

Kaum jemand würde sich freilich zum Fremdgehen bekennen – obwohl nach unterschiedlichen Untersuchungen deutlich mehr als die Hälfte aller Menschen, die in einer festen Beziehung leben, bereits entsprechende Erfahrungen gemacht hat. Bei Männern ist das statistisch stärker ausgeprägt, aber auch viele Frauen verspüren die Lust auf fremde Haut. Sie leben es vermutlich nur weniger aus als Männer. In anonymen Befragungen gaben rund 80 Prozent aller Männer an, innerhalb von fünf Jahren in einer festen Beziehung mindestens einmal fremdgegangen zu sein. Bei Frauen waren das immerhin noch 60 Prozent.

Es gibt eine ganze Reihe solcher Untersuchungen, und die Zahlen weichen voneinander ab. Aber die Grundtendenz ist immer die gleiche: Offiziell tut es niemand, im Schutz der Anonymität bekennt sich hingegen mehr als jeder Zweite dazu. Und bei denen, die es nicht tun, bekennt sich die Mehrheit immerhin zu dem Wunsch oder der Phantasie. Wobei bei denen, die nur in der Phantasie fremdgehen, offen bleiben muss, ob die moralischen Bedenken zu stark sind oder ob sie lediglich keinen geeigneten Partner für ein Abenteuer finden. Möglicherweise ist gelebte Monogamie bei vielen Menschen nichts weiter als ein Mangel an Gelegenheit.

Dabei drängt sich die Frage auf, warum eigentlich vom Partner sexuelle Enthaltsamkeit gegenüber Außenstehenden verlangt wird. Angst vor Krankheiten ist natürlich ein Grund, der nachvollziehbar ist. Aber durchheulte Beichtstuhl-Nächte am Küchentisch gibt es nicht erst seit dem Erscheinen des HI-Virus. Es ist wohl so, dass die meisten Menschen einen Seitensprung des Partners als Vertrauensverlust erleben. Es gibt Heimlichkeiten, es gibt Ungewissheiten, und das Gefühl, hintergangen zu werden, tut einfach weh.

Hinzu kommt die Angst vor dem Verlust der Beziehung: Mein Partner hat mit einem anderen Menschen etwas geteilt, das allein mir gehören sollte. Daraus ziehen viele Menschen den Schluss, dass der Partner auf dem Absprung ist. Manchmal mag das auch tatsächlich der Fall sein. Dann ist es vermutlich aber ohnehin zu spät. Oftmals (vor allem wenn Männer fremdgehen) ist der Antrieb aber nichts weiter als die immer mal wiederkehrende Lust auf einen anderen Körper. Wenn dann der betrogene Partner die Beziehung beendet, ist das der berühmte Selbstmord aus Angst vor dem Tod.

Doch woher kommt diese tiefe Verletztheit, wenn der Partner einmal fremde Haut gespürt hat? Vermutlich erheben viele Menschen ihrem Partner gegenüber einen Besitzanspruch – was nach unserer Auffassung stets vermessen ist. Sie fordern die absolute Konzentration auf sich selbst, weil sie (zumindest im Unterbewussten) der Meinung sind, dass der andere ihnen gehört. Bei manchen Menschen geht das so weit, dass selbst Blicke in Richtung eines attraktiven Fremden als Treueverletzung gewertet werden. Menschen, die eine solche Sichtweise pflegen, haben oftmals ein Problem mit dem eigenen Selbstwertgefühl. Kein Problem haben viele von ihnen dagegen, wenn sie selbst fremdgehen. Wenn zwei das gleiche tun, dann ist das im eigenen Empfinden noch lange nicht das gleiche.

Frauen wie Männer sind oftmals zu einem Seitensprung bereit, wünschen ihn sich sogar – würden ihn dem eigenen Partner aber nicht verzeihen. In den westlichen Industrienationen scheitern genau daran die meisten Beziehungen – und das fast zwangsläufig: Denn unser Beziehungsideal basiert auf einem Irrtum: dem Irrtum, dass Treue gleichbedeutend ist mit Monogamie.

Wenn junge Menschen einander versprechen, niemals fremdzugehen, dann überblicken sie entweder nicht die Dimension dieses Versprechens oder sie leisten es in dem vollen Bewusstsein, sich nicht daran halten zu wollen. Und deshalb scheitern Beziehungen: Nicht wegen Untreue, sondern wegen eines Verständnisses von Treue, das nicht mit unseren Genen kompatibel ist. Nicht der Seitensprung an sich wird zur Belastung für eine Beziehung, sondern allein das, was er im Kopf des Partners anstellt. Manche betrogenen Menschen gehen mit einem Achselzucken oder vielleicht der Frage „Habt ihr denn wenigstens Kondome benutzt?" darüber hinweg, während für andere die Welt einstürzt – obgleich beiden Reaktionsweisen der gleiche Vorfall zugrunde liegt. Psychologen haben dafür eine ganz simple Erklärung: Es sind nicht die Ereignisse, die auf uns wirken, sondern allein unsere Sicht auf diese Ereignisse. Deshalb sind die Reaktionen von verschiedenen Menschen auf das gleiche Geschehnis zuweilen extrem unterschiedlich.

Wir sind in unserer Beziehung trotz solcher Erkenntnisse noch nie fremdgegangen. Nicht etwa, weil wir uns so gut unter Kontrolle hätten oder weil wir die gesellschaftlichen Normen über unser genetisches Programm stellen würden, sondern weil wir eine wundervolle Alternative zum Fremdgehen gefunden haben: Wir sind Swinger.

## 2. Treu sein oder fremdgehen: Die dritte Möglichkeit

Wie bitte? Swinger, die nicht fremdgehen? Wie passt das denn zusammen, fragte mal ein guter Freund, dem Steffen beim Öffnen der zweiten Weinflasche an jenem Abend von unserem etwas anderen Hobby erzählte. Das passt sehr gut zusammen. Wir sind einander treu, und wir sind monogam – treu und monogam in der Weise, wie wir beide es für unsere Beziehung definiert haben. Monogamie bedeutet für uns, dass wir niemals Sex ohne den eigenen Partner haben. Oder zumindest niemals etwas ohne seine ausdrückliche Zustimmung tun.

Unsere Art von Monogamie schließt allerdings Sex mit anderen Menschen ein – aber eben nicht ohneeinander. Das ist für uns der entscheidende Unterschied zum Fremdgehen. Würde einer von uns beiden für sich allein und heimlich Sex mit einem anderen Menschen haben, so würden wir das als Fremdgehen empfinden. Swingen ist etwas anderes. Swingen ist für uns die Erweiterung unseres gemeinsamen Sexuallebens. Jeder sexuelle Kontakt, den wir über das hinaus haben, was wir zu zweit genießen, ist nicht etwa eine Alternative zum eigenen Partner, sondern lediglich eine Ergänzung – man könnte auch sagen: eine besondere Spielart unserer gemeinsamen Sexualität. Steffen schaut lustvoll zu (und mischt sich auch gern ein), wenn Kirsten Sex mit einem anderen Mann hat. Und ebenso macht es Kirsten an, wenn Steffen mit einer anderen Frau schläft. Weil wir normalerweise dabei und meist auch mit einbezogen sind, ist dieser Sex mit Fremden eben kein Fremdgehen, sondern bleibt immer unser Sex.

Verwirrt genug? Dann laden wir Sie jetzt ein, uns auf eine kleine Reise in die etwas andere Welt der Swinger zu begleiten. Und wenn Sie sich auf den Gedanken einlassen, dass es noch mehr gibt, als das, was Sie zu zweit im eigenen Schlafzimmer oder wo auch immer tun, dann könnte es sein, dass sie eine wundervolle Welt entdecken. Der Gedanke übrigens ist manchmal das Spannendste an der ganzen Sache. Denn Sex beginnt immer im Kopf. Probieren Sie es aus. Lassen Sie einfach mal den Gedanken zu. Am besten gemeinsam.

## 3. Das Spiel im Bistro:
## Der Gedanke entsteht

Wir lieben Straßencafes. Nicht nur deshalb, weil es da meist wundervollen Milchkaffee gibt (auch eine der großen Leidenschaften, die wir gemeinsam haben). In einem Straßencafe zu sitzen hat auch einen unglaublich hohen Unterhaltungswert. Wir schauen uns die Menschen an, die vorbeispazieren oder an Nebentischen sitzen, und überlegen uns, welche Geschichte wohl zu diesem Mann oder jener Frau gehören könnte. Man kann viel erkennen am Äußeren von Menschen oder daran, wie sie sich verhalten.

Beispielsweise wenn man auf die Schuhe achtet. Frauen tun so etwas, Männer eher nicht. Auch Steffen anfangs nicht. Bis Kirsten ihm beigebracht hat, was Schuhe über einen Menschen verraten. Auch sonst ist Kleidung sehr aufschlussreich und lässt viele Rückschlüsse zu. Allein schon die Frage, ob es sich um billige oder teure Sachen handelt, sagt viel aus. Oder ob die verschiedenen Kleidungsstücke zueinander passen oder die Farbkombination den Augen weh tut.

Das Paar, das an jenem Samstagnachmittag in unseren Blick geriet, wirkte zunächst wie jedes andere. Sie mochten beide so etwa Anfang oder Mitte 30 sein, schätzten wir, wirkten gepflegt, fast ein wenig elegant. Aber nur ein wenig. Das liege an ihren Pumps und seinem Jackett, meinte Kirsten. Und an ihrem ziemlich kurzen Rock, fand Steffen. Wir überlegten, was die beiden wohl für eine Geschichte hätten. Sie könnte Kindergärtnerin sein, phantasierten wir, und er Ingenieur. Außerdem geht er regelmäßig ins Fitness-Studio, vermuteten wir. Seine breiten Schultern und überhaupt seine sportliche Figur deuteten darauf hin. Die beiden sind kinderlos und genießen ihr Leben. Im Frühsommer waren sie im Urlaub auf Ibiza, und sie fahren einen schwarzen VW-Golf, einen Honda-Civic oder einen 3er-BMW. Auf jeden Fall ein Auto mit deutlich mehr als 100 PS. Und in ihrem Schlafzimmer haben sie Spiegel an der Decke, spekulierte Steffen.

„Und sie sind Swinger", entfuhr es Kirsten plötzlich. „Ja, sie sind Swinger", bekräftigte sie noch einmal nach kurzem Nachdenken und deutete sehr dezent auf die Frau.

„Hast du ihren Minirock mal genauer angesehen?"

Natürlich hatte Steffen das und ihm waren auch nicht die schönen langen Beine entgangen, wie er zugeben musste.

„Ja", ergänzte Kirsten. „Aber vor allem: Sie trägt keinen Slip unter dem Rock." „Sicher?", fragte Steffen.

„Sicher", erklärte Kirsten.

Nun gehen natürlich nicht alle Frauen swingen, die mal unten ohne unterwegs sind. Aber zu den beiden schien das zu passen. Und plötzlich lief unser Kopfkino auf Hochtouren: Wir produzierten einen regelrechten Gedankenschwall, als wir diese Möglichkeit weiter phantasierten. Wir stellten uns vor, wie die beiden sich am Abend zurechtmachten, was sie wohl anzogen, wie sie einen Club betraten, wie sie mit fremden Menschen Kontakt aufnahmen – und schließlich auch mit ihnen Sex hatten. Denn wer in einen Swingerclub geht, der poppt natürlich mit vielen fremden Menschen wild durcheinander – so jedenfalls unsere etwas holzschnittartige Vorstellung damals. Wir stellten uns das alles vor, so wie zwei Menschen sich das eben vorstellen, die so etwas noch nie gemacht hatten.

„Ich glaube, er wäre mein Typ", sagte Kirsten dann irgendwann beiläufig.

Und plötzlich nahm unser Gespräch einen ganz anderen Verlauf. Gedanklich verfolgten wir nicht mehr das Paar am Nebentisch durch einen Swingerclub, sondern tauchten selbst in diese geheimnisvolle Welt ein.

„Würdest du dich von ihm ficken lassen?", frage Steffen.

Kirsten brauchte ein paar Sekunden, aber dann nickte sie ganz langsam, aber deutlich. Gedanklich war sie längst dabei. Erst in diesem Moment fragte sich Steffen, ob auch er wohl Lust haben würde auf die Frau im Minirock. Keine Frage – er würde. Doch er war klug genug, das in diesem Augenblick nicht auszusprechen, und Kirsten fragte ihn auch nicht danach. Aber sie wusste es auch so.

Natürlich haben wir nie erfahren, ob die beiden am Nebentisch wirklich Swinger waren oder nicht. Auch war Steffen nie ganz überzeugt, dass die Frau wirklich keinen Slip unter dem Minirock getragen hatte – so sehr er sich auch mit diskreten Blicken bemühte, das festzustellen. Aber als sie aufbrachen, überquerten sie die Straße und gingen zu ihrem geparkten Auto. Es war ein schwarzer Honda Civic.

Als wir in dieser Nacht Sex miteinander hatten, war etwas anders als sonst. Es war nicht nur heißer, sondern es war virtuell auch dieser unbekannte Mann mit den breiten Schultern aus dem Straßencafe dabei. Nicht seine Frau, aber der Mann. Als Steffen während des Liebesspiels fragte, gab Kirsten unumwunden zu, dass sie an ihn dachte. Und Steffens Reaktion überraschte ihn selbst: Der Gedanke machte ihn keineswegs eifersüchtig, sondern heizte ihn im Gegenteil noch mehr an.

Als wir etwas später verschwitzt und ermattet Arm in Arm lagen, sprachen wir noch einmal darüber. Kirsten hatte sich nicht vorgestellt, dass Steffen der andere gewesen wäre. Aber irgendwie war der andere dabei gewesen.

„Vielleicht sollten wir mal in einen Swingerclub gehen – vielleicht treffen wir die beiden da", schlug Steffen vor.

Wobei er selbst nicht so recht wusste, ob das nun ernst gemeint war oder nicht. Wir wussten es beide nicht so recht. Aber der Gedanke war geboren.

Nun fiel der Gedanke an Gruppensex und Partnertausch nicht aus einem völlig luftleeren Raum auf uns herab. Wir hatten auch zuvor schon gelegentlich mal Pornos zusammen angeschaut. Es gibt ja durchaus anregende, gut gemachte Filme dieses Genres, die auch Frauen ansprechen – auch wenn solche Filme äußerst selten sind. Aber es gibt sie. Und in solchen Filmen gibt es dann auch zuweilen Szenen mit mehr als zwei Menschen. Vor allem wenn eine zweite Frau dabei war, gefiel das Steffen – wobei Kirsten mehr Lust empfand beim Anblick von einer Frau mit zwei Männern. Aber diese Pornos hatten nichts mit uns zu tun. Das waren Konstrukte aus einer fernen Traumfabrik, die sich vielleicht eigneten, einen erotischen Abend einzuleiten – mehr aber auch nicht.

Diese Beobachtung im Straßencafe dagegen hatte etwas mit uns zu tun. Da waren zwei reale Menschen gewesen, die für gerade mal eine knappe Stunde in unser Blickfeld geraten waren, und wir waren uns einig gewesen, dass wir Lust gehabt hätten, mit den beiden so etwas wie Partnertausch zu probieren. Wobei wir gar nicht wussten, ob wir jemals wirklich Partnertausch machen würden. Aber die Phantasie war da. Und in der folgenden Zeit tauchte der Gedanke immer wieder auf.

Doch wie das mit Gedanken so ist: Sie kommen und gehen, und manche muss man eine ganze Weile im Herzen bewegen. Oftmals wird trotzdem nichts daraus. Aus diesem Gedanken aber wurde etwas. Es dauerte ungefähr ein halbes Jahr, und in dieser Zeit blitzte er immer mal wieder auf. Manchmal beim Frühstück, während einer langen Autofahrt, in der Sauna, im Bett – eigentlich immer mal wieder und zu den unterschiedlichsten Gelegenheiten. Der Gedanke war da. Er war nicht übermächtig, aber er ließ uns auch nicht mehr los. Wir gewöhnten uns an ihn, er kam immer wieder zu uns wie ein Freund, der uns immer vertrauter wurde. Und irgendwann gehörte er zu uns. Je öfter wir darüber redeten, umso konkreter wurde die Phantasie. Und eines Tages zogen wir los, um uns sexy Outfits für einen Clubbesuch zu besorgen.

## Unser Tipp:

Einfach mal den eigenen Gedanken freien Lauf lassen. Es ist erstaunlich, wohin sie führen können.

# 4. In einer anderen Welt:
## Unser erstes Mal

Es wurde eine ausgedehnte Shopping-Tour an jenem Samstag. Und sie war vermutlich auch ziemlich klassisch. Für Steffen hatten wir relativ schnell schwarze Shorts und ein Shirt aus einem seidigen Stoff gefunden. Nur mit den Schuhen war es schwierig. Wir hatten inzwischen so manches gelesen, hatten im Internet gesurft und natürlich geschaut, was denn so empfohlen wurde auf den Seiten diverser Clubs. Badeschlappen waren verbreitet, lasen wir, aber die fanden wir ziemlich unsexy. Schließlich fanden wir für Steffen schwarze Strandschuhe. Auch nicht sonderlich erotisch, aber doch schöner als Badelatschen. Für Kirstens Outfit wurde die Sache schon etwas komplizierter. Am Ende entschied sie sich für einen schwarzen Mini und ein dazu passendes Top. Die entsprechenden Schuhe hatte sie eigentlich schon zu Hause, meinte Steffen. Kirsten sah das anders und hatte zwei Stunden später neue schwarze Pumps in der Einkaufstüte.

An diesem Abend trugen wir die Sachen zum ersten Mal im Wohnzimmer und machten eine ausgedehnte Fotosession. Vor allem Steffen wollte Kirsten immer wieder in den unterschiedlichsten Posen ablichten. Es machte uns einen Heidenspaß, uns gegenseitig in diesen heißen Sachen zu fotografieren – und es heizte uns ungemein an. Dass wir dann auch Sex hatten, war eine Selbstverständlichkeit. Es war insgesamt ein unglaublich erotischer Abend, den wir auf dem weichen Wohnzimmerteppich ausklingen ließen. Mit viel Rotwein, heißen Dessous, nackter Haut und viel Kopfkino. Je später der Abend wurde, umso unbefangener erzählten wir uns gegenseitig die Gedanken, die uns bei der Vorstellung von einem Clubbesuch durch den Kopf gingen. Diese Phantasien erregten uns erneut, und wir hatten eine wilde Nacht mit wenig Schlaf.

Was wir aber wirklich bei so einem Clubbesuch erleben wollten, blieb trotz Kopfkino nebulös. Allerdings wussten wir, was wir auf keinen Fall wollten, als wir an jenem Abend auf den Parkplatz dieses Swingerclubs im Sauerland fuhren: richtigen Partnertausch. Die Vorstellung, mit wildfremden Menschen Geschlechtsverkehr zu haben, war etwas sonderbar, und deshalb schlossen wir das aus – zumindest für diesen ersten Abend.

Wir waren uns einig, dass wir uns bei unserer Premiere vor allem einmal einen Club anschauen wollten. Wir wollten die Bilder aus dem Internet und den eigenen Köpfen mit der Realität vergleichen, wollten wissen, wie es sich anfühlt, sich in Dessous unter all den anderen leicht bekleideten Menschen zu bewegen. Uns bewegte die Frage, was für Leute wir da treffen würden, wie die ganze Atmosphäre sein würde. Auch wenn wir noch so viel gelesen hatten: Uns war klar, dass wir das nur durch eigenes Erleben herausfinden würden.

Natürlich wollten wir auch unseren Spaß haben an diesem Abend im Swingerclub. Aber inwieweit wir dabei andere Menschen einbeziehen wollten, war uns zunächst noch unklar.

Bevor wir den Club betraten, machten wir eine Erfahrung, die vermutlich schon Tausende Paare bei ihrem ersten Mal gemacht hatten: Wir blieben eine ganze Weile auf dem Parkplatz im Auto sitzen, schauten uns die Menschen an, die zur Eingangstür gingen und fragten uns mit einem mulmigen Gefühl, ob wir da wirklich hineingehen wollten.

Es kostete tatsächlich einige Überwindung, nach zehn bis fünfzehn Minuten aus dem Auto auszusteigen und die wenigen Meter zur Eingangstür zu gehen. Vor allem Kirsten schluckte ein paarmal, bevor sie die Autotür öffnete. Von anderen Paaren haben wir später gehört, dass diese Überwindung, vor dem ersten Mal das Auto zu verlassen, auch gut und gern eine halbe Stunde und mehr dauern kann. Es gibt sogar Paare, die auf dem Parkplatz des Clubs wieder kehrt machen – und dennoch irgendwann einen zweiten Anlauf nehmen und dann lustvoll in die Szene eintauchen. So gesehen waren wir noch relativ schnell.

Schließlich standen wir an der Tür, Steffen drückte auf den Klingelknopf, und ein freundlicher Mann mittleren Alters in leichter Bekleidung ließ uns ein. Er fragte nach unseren Vornamen, notierte diese auf einer Clubkarte, die er uns aushändigte und erklärte, dass es sich dabei auch um ein Rabattsystem handele: Jeder Besuch werde abgestempelt, der zehnte Besuch sei dann gratis.

„Zehn Mal?", murmelte Kirsten. „Erst mal sehen, ob es überhaupt ein zweites Mal geben wird."

Der freundliche Mann am Empfang kassierte den Eintrittspreis und erklärte uns, wo der Umkleideraum war, dass wir unseren Schrankschlüssel an der Bar abgeben könnten, und dass wir als Neulinge gern eine Führung bekommen könnten, wenn wir wollten. Wir wollten.

Der Umkleideraum war etwas eng, in den Spind bekamen wir unsere Sachen grad so eben hinein. Aber irgendwie hatte dieses Umziehen auch etwas Spannendes. Denn es waren noch zwei weitere Paare dabei, ihr Outfit anzulegen. Und aus den Augenwinkeln heraus musterte jeder jeden. Ganz dezent natürlich. Gerade so, als streiften die eigenen Blicke eher versehentlich die anderen – obgleich alle ganz genau wussten, dass man sich gegenseitig beobachtete. Vor allem Kirsten fand es dabei spannend, was die anderen Frauen wohl aus ihrer Tasche zaubern und anziehen würden. Beruhigt stellte sie fest, dass sie den Vergleich nicht scheuen musste.

An der Bar war schon einiges los. Wir gaben unseren Schlüssel ab und erklärten, dass wir gern an einer Führung teilnehmen würden. Das dauere noch ein paar Minuten, erklärte uns die junge Frau hinter dem Tresen, und wir möchten doch so lange etwas trinken. Die Chefin würde uns dann hier abholen. Trinken wollten wir noch nichts, aber wir sahen uns die Menschen im Barraum an. Es mochten vielleicht 40 bis 50 Paare sein, ein ziemlich buntes Völkchen im Alter zwischen 20 und 60 Jahren, wie wir schätzten. Der

Schwerpunkt lag aber wohl so zwischen 30 und 50, womit wir eindeutig zum Jungvolk zählten. Vermutlich war das auch einer der Gründe, weshalb wir spürbar Blicke auf uns zogen. Ein weiterer Grund war natürlich, dass man als Neuling dieses Gefühl immer hat.

Die Leute trugen höchst unterschiedliche Outfits – von zartweißer Spitzenunterwäsche über Korsagen, Minikleider und Sportshirts bis zu Kettenhemden. Letzteres schien aber glücklicherweise eine Ausnahme zu sein.

„Wo kauft man so etwas eigentlich?", fragte Kirsten erstaunt. „Im Baumarkt?"

(Auf die Frage der Kleidung gehen wir in Kapitel 9 etwas ausführlicher ein.)

„Ihr möchtet eine Führung?", sprach uns kurz darauf eine leicht bekleidete Frau im mittleren Alter an. Wir nickten und sie fragte:

„Euer erster Besuch bei uns oder euer erster Clubbesuch überhaupt?"

Als wir ihr mitteilten, dass dies hier heute Abend für uns die absolute Premiere sei, lächelte sie verschmitzt-vielsagend und forderte uns auf mitzukommen. Wir waren nicht die einzigen Neuen. Gemeinsam mit uns wurden zwei weitere Paare von der Chefin durch den Club geführt. Sie erklärte uns alle Räume, angefangen mit Bar, Disco und Speiseraum im Erdgeschoss. Spannender wurde es in den beiden Obergeschossen. Wir bekamen einen kleinen Whirlpool und eine Sauna zu sehen, einen SM-Raum mit

Käfig, Peitschen und ähnlichen Utensilien (die uns nicht sonderlich interessierten), eine Spielwiese, um die herum ein enger, stark abgedunkelter Gang führte, ein Fernsehzimmer, zwei kleine Separees, die jeweils Platz für maximal vier Personen boten und die man mit Vorhängen verschließen konnte, sowie einen großen Dachraum, der mit Matratzen ausgelegt war und uns als „Orgienspeicher" präsentiert wurde. Sonderlich viel los war in all diesen Räumen noch nicht. Nur hin und wieder begegneten uns andere Paare, die sich umsahen. Und im Fernsehraum saß ein Paar und schaute sich den dort laufenden Pornofilm an – warum auch immer.

Zu diesem Zeitpunkt des Abends waren fast alle anwesenden Paare im Barraum versammelt, wo uns die Chefin nach der Führung dann auch wieder absetzte. Warum sich fast noch niemand auf den Weg nach oben machte, erfuhren wir ein paar Minuten später, als der Discjockey verkündete, dass das Buffet nun eröffnet sei. Wie auf Befehl strömten zahlreiche Menschen in den Nebenraum (obwohl da eigentlich viel zu wenig Platz für all die Hungrigen war). Wir blieben zunächst an der Bar sitzen und schauten uns durch die geöffnete Tür zum Speisezimmer das Gedränge an.

Das war ganz spannend, kamen doch bei uns zahlreiche Menschen vorbei, die wir auf die Weise aufmerksam mustern konnten und über die wir ein wenig phantasierten, wer sie wohl waren und was sie so machten. Es war unser Spiel, das wir gern im Bistro spielen. Aber hier war es etwas anders – allein schon, weil sich diesmal die Frage erübrigte, ob denn vielleicht ein Swingerpaar dabei sein mochte. Spannend und witzig waren unsere Mutmaßungen über die vielen Dessousträger dennoch.

Erst als der große Ansturm am Buffet vorüber war, gingen auch wir in den Nebenraum, um zu schauen, was die anderen übrig gelassen hatten. Wir waren angenehm überrascht vom vielfältigen Essensangebot, das während des gesamten Abends immer wieder nachgelegt wurde, so dass man auch zu fortgeschrittener Stunde eine zweite oder dritte Mahlzeit einnehmen konnte.

Nach dem Essen dünnte sich das Publikum in Bar, Disco und Speiseraum zunehmend aus. Immer mehr Paare suchten jetzt den Weg nach oben, und irgendwann beschlossen auch wir, ihnen zu folgen. Wir wanderten über die Flure, wo nun erheblich mehr los war als zuvor bei der Führung. Auch andere Paare gingen umher und schauten sich um. Vor den Spielwiesen blieb man stehen, schaute durch die Türen und Gucklöcher – und wenn nichts weiter los war, wanderte man weiter. Es war wohl so eine Art Orientierungsphase, die nun eingesetzt hatte. Manche Paare allerdings verschwanden auch hinter den Vorhängen oder durch die Luken zu den Spielwiesen. Damit wurde es spannend, denn nun bekam man auch etwas mehr zu sehen.

Irgendwann standen wir vor einer Spielwiese und schauten durch die Gucklöcher dem Treiben dort drinnen zu. Es waren zwei Paare zu sehen, die nebeneinander mit sich beschäftigt waren. Alle vier waren nackt, die eine Frau verwöhnte ihren Partner mit dem Mund, bei dem anderen Paar war es umgekehrt: Der Mann hatte seinen Kopf zwischen den Beinen seiner blonden Partnerin vergraben, und ganz offensichtlich gefiel ihr, was ihr ebenfalls blonder Partner da tat. Kontakt zwischen den beiden Paaren gab es zunächst keinen. Wir waren ein wenig überrascht, dass der Sex dieser beiden Paare nur mit dem eigenen Partner stattfand – gleichsam isoliert, als würde man die Anwesenheit des anderen Paares gar nicht bemerken. Aber was hatten wir eigentlich erwartet? Dass hier alles spontan und wild durcheinander poppen würde? Das nun auch nicht – selbst wenn dies wohl die weit verbreitete Ansicht außerhalb der Swingerszene ist.

Anregend war der Anblick dieser beiden nackten Paare natürlich trotzdem. Und nach einer Weile bemerkten wir, wie der auf dem Rücken liegende Mann ganz vorsichtig seinen Arm gegen die blonde Frau neben sich schob und so Hautkontakt herstellte. Sie reagierte darauf gar nicht – aber sie schob seinen Arm auch nicht fort. Woraufhin der Mann mutiger wurde und nun die Frau neben ihm zu streicheln begann. Zunächst am Arm, dann an den Schultern, und schließlich tastete sich seine Hand auch zu ihren Brüsten vor. Sie reagierte noch immer nicht, sie ließ es einfach zu.

Ihr Partner, der sie noch immer leckte, bemerkte das offenbar und schob jetzt auch eine Hand zu der dunkelhaarigen Frau neben ihm, die noch immer zwischen den Beinen ihres Mannes kniete. Der Blonde ließ seine Hand am Bein der Frau entlangwandern und streichelte schließlich ihren Po. Wir konnten von unserer Position aus nicht genau sehen, was seine Hand dort tat, aber die Bewegungen deuteten irgendwann doch darauf hin, dass seine Finger auch noch andere Stellen gefunden hatten.

Später wurde uns klar, dass das sozusagen ein Klassiker war, den wir da beobachtet hatten: Wenn zwei Paare auf der Matte Kontakt aufnehmen wollten, dann beschäftigten sie sich zunächst miteinander, und ließen dann ganz langsam Hände zu fremden Körpern wandern.

Kirsten wurde irgendwann jedoch von dem Treiben auf der Matte abgelenkt. Sie hatte zunächst gar nicht bemerkt, dass sich ein weiteres Paar neben uns gestellt hatte und ebenfalls den beiden Paaren auf der Spielwiese zuschaute. Steffen hatte schon seit einer ganzen Weile seine Hand auf Kirstens Po. Nun aber spürte sie plötzlich, wie sich eine weitere Hand auf ihren schwarzen Mini schob und ihre andere Pobacke zu streicheln begann – und stellte erstaunt fest, dass da noch jemand neben ihr stand. Sie fragte sich ungefähr eine Sekunde lang, ob ihr das recht war, und beschloss dann, es einfach zuzulassen – und abzuwarten, was weiter passieren würde. Der Mann neben ihr war relativ attraktiv und hatte einen angenehmen Geruch. Kein Grund also, ihn abzuweisen.

Seine Hand griff fester zu als die von Steffen. Beinahe zu fest, aber nur beinahe. Es erregte Kirsten, diese fremde Hand zu spüren. Und als der Mann noch dichter kam und nun Seite an Seite neben ihr stand, spürte

Kirsten ihren Herzschlag. Die fremde Frau hatte zunächst neben ihrem Partner gestanden und einfach nur zugesehen. Nun aber stellte sie sich neben Steffen, so dass wir von dem fremden Paar eingerahmt waren. Die andere Frau tat zunächst nichts und wartete ab, was Steffen tun würde. Und als der seine Hand auf den Po der fremden Frau legte, begann auch sie, ihn anzufassen. Zunächst am Arm, dann auch am Rücken und weiter abwärts. Steffen fand es sehr erregend, mit jeder Hand eine andere Frau zu befummeln – ebenso wie es Kirsten erregte, zwei unterschiedliche Männerhände auf sich zu spüren. Und die Hände blieben nicht nur auf ihrem Po. Der fremde Mann tastete sich nach und nach über Kirstens gesamten Körper – wobei er es zunächst nicht wagte, mit den Fingern unter ihren Slip oder unter das Oberteil zu gleiten. Als jedoch Steffen Kirstens Top nach oben schob und so ihre Brüste freilegte, beugte sich der fremde Mann zu ihr und begann, ihre Brüste zu küssen. Kirsten vergaß die Welt um sich herum.

Als der andere Mann den Vorschlag machte, wir sollten doch alle vier auf die Spielwiese gehen, musste niemand mehr zustimmen. Allen war klar, dass genau das jetzt passieren sollte. Wir gingen hinein zu den beiden anderen Paaren, zogen uns aus und legten uns ein Stück von dem Vierer entfernt auf die Matte. Steffen fiel noch auf, dass die beiden anderen Paare inzwischen poppten – mit getauschten Partnern. Aber das interessierte uns nun kaum noch. Zu sehr waren wir vier aufeinander fixiert und miteinander beschäftigt. Es war ein reges Spiel der Hände, die durcheinander und hin und her wanderten. Kirsten fand es spannend, in jeder Hand einen Schwanz zu haben, und auch Steffen konnte seine Hände nicht von beiden Frauen lassen. Als allerdings der andere Mann ein Kondom aus der Schale am Rand der Spielwiese zog und Kirsten fragend ansah, schüttelte sie deutlich den Kopf – und der Mann legte das Kondom mit bedauerndem Gesichtsausdruck zurück.

Die anderen waren ein wenig enttäuscht, und sie erzählten uns später an der Bar, dass sie gern richtigen Partnertausch machten. Trotzdem war es ein heißer Vierer, den wir hier zum ersten Mal erlebten. Jeder poppte mit dem eigenen Partner, hatte aber viel Hautkontakt mit den anderen. Auch als der andere Mann während dieses Spiels Kirsten lecken wollte, ließ sie es zu. Als er ihr aber etwas später seinen Schwanz in der offensichtlichen Erwartung präsentierte, sie würde ihn blasen, beließ es Kirsten mit einem zärtlichen Streicheln. Und auch Steffen hatte keinen Oralsex mit der anderen Frau.

Hier waren zwei Paare aufeinander getroffen, die auf unterschiedlichem Level waren. Das passiert häufig bei Zufallsbegegnungen im Club. In solchen Situationen kann nur der Langsamere das Tempo bestimmen.

Als wir alle vier unsere Höhepunkte hinter uns hatten, machte sich eine schmusige Entspannung breit – so ähnlich wie auch im heimischen Schlafzimmer. Nur mit dem Unterschied, dass wir nicht allein waren. Wir nahmen jetzt auch wieder die anderen beiden Paare im Raum wahr, dessen Spiel uns anfangs so angetörnt hatte. Die saßen ebenso wie wir friedlich in der Ecke und hatten uns offensichtlich zugeschaut. Man lächelte sich gegenseitig zu, sagte aber nichts weiter.

Nur mit dem Paar neben uns kamen wir jetzt ins Gespräch. Und so erfuhren wir nun auch ihre Namen. Kirsten ging es durch den Kopf, dass das doch eine eigentümliche Situation sei: Erst poppte man gemeinsam, und erst danach stellte man sich vor. Nun ja, wir hatten ja aber immerhin nicht mit ihnen gepoppt, sondern nur neben ihnen – wenn auch ausgiebig Hände über fremde Haut gewandert waren. Und schließlich war man ja in einem Swingerclub.

Es ist gar nicht so selten, dass man im Club Sex mit Zufallsbegegnungen auf dem Gang oder der Spielwiese hat. Genauso häufig ist es aber auch, dass sich Paare an der Bar kennenlernen, miteinander reden, essen und trinken und dann irgendwann gemeinsam eine Spielwiese oder ein Separee aufsuchen. Inzwischen bevorzugen wir letztere Variante, weil man da doch etwas besser einschätzen kann, mit wem man es eigentlich zu tun hat. Aber wem das Flirten an der Bar nicht liegt, der kann trotzdem darauf setzen, im Bereich der Spielwiesen geeignete Mitspieler zu finden.

Wir gingen nach unserer erotischen Begegnung mit dem anderen Paar gemeinsam mit den beiden duschen und hatten auch dabei noch viel Spaß. Sich zu viert gegenseitig einseifen, kann sehr erotisch sein. Es folgte noch ein gemeinsamer Drink in einer kleinen Sitzecke neben der Tanzfläche, ein wenig Smalltalk – und dann verabschiedeten sie sich von uns. Es sei sehr schön mit uns gewesen, versicherten sie uns. Aber sie würden doch den kompletten Partnertausch suchen – und sich deshalb jetzt wieder auf die Pirsch nach einem anderen Paar begeben. Das irritierte uns in diesem Augenblick ein wenig, auch wenn wir nicht unbedingt vorgehabt hatten, den ganzen Abend mit den beiden zu verbringen, was wir uns im Nachhinein aber auch hätten vorstellen können. Als wir etwas später erneut durch den Club streiften, entdeckten wir sie noch einmal auf einer Matte – und sie hatten gefunden, was sie gesucht hatten.

Bei unserem zweiten Rundgang trafen wir auf ein Paar, das wir von der Führung zu Beginn des Abends schon kannten. Sie hatten sich gerade in einem kleinen, aber offenen Separee niedergelassen. Wir blieben vor dem Eingang stehen, sahen ihnen ein wenig zu, und als wir ein Lächeln von ihnen wahrnahmen, gingen wir hinein und legten uns neben sie. Es war so ähnlich wie bei den beiden Paaren, die wir zuvor beobachtet hatten: Man war nebeneinander, aber doch jedes Paar für sich. Es war uns ganz angenehm, neben uns ebenfalls ein Anfängerpaar zu wissen – da würde sicher niemand unvermittelt ein Kondom zücken. Tatsächlich nahmen die beiden scheinbar kaum Notiz von uns. Bis dann Steffen etwas mutiger wurde und die fremde Frau zu streicheln begann. Kurz darauf ließ auch Kirsten eine Hand zu dem anderen Mann wandern. Und erst jetzt erwiderten die beiden unser vorsichtiges Tasten. Dabei blieb es. Jedes Paar hatte Sex mit dem eigenen Partner, aber es gab immer mal wieder auch Hände auf fremden Körpern. Es war viel softer als unser erstes Erlebnis an dem Abend, und es war genau das, was jetzt für uns passte.

Später erzählten uns die beiden, dass dies gar nicht ihr erster Clubbesuch sei, sondern lediglich ihr erster Besuch in diesem Club. Insgesamt sei dies das vierte Mal, dass sie einen Swingerclub aufgesucht hätten. Aber, so hörten wir zu unserem Erstaunen, nie zuvor hätten sie Körperkontakt mit anderen Menschen gehabt. Und wenn wir damit nicht begonnen hätten, dann wäre es auch diesmal sicher nicht anders gewesen. Es sei wohl eine Mischung aus Schüchternheit, Unsicherheit und auch Eifersuchtsgefühlen, die der Mann nicht so recht überwinden könne. Dass ein anderer Mann seine Frau anfasse, hätte er sich bisher nicht vorstellen können. Der Reiz der Clubabende liege für sie vor allem darin, beobachtet zu werden und anderen zuzuschauen. Er sei überhaupt nicht frei von Eifersucht, erklärte uns der Mann. Aber als Steffen seine Frau angefasst habe, habe ihn das dennoch erregt. Und seine Frau ebenfalls.

Wir haben keine Ahnung, wie sich dieses Paar weiterentwickelt hat. Wir haben die beiden nie wiedergesehen, und das ist auch völlig normal bei solchen Zufallsbegegnungen im Swingerclub. Wir könnten uns aber durchaus vorstellen, dass dieses Erlebnis, das die beiden mit uns hatten, bei ihnen etwas verändert hat.

Ebenso wie dieser erste Besuch in einem Club etwas mit uns getan hat: Wir haben dabei (zu unserer eigenen Überraschung) festgestellt, dass es uns sehr erregt, wenn der eigene Partner von jemand anderem angefasst wird – oder selbst einen anderen Menschen berührt. Das hatten wir so nicht erwartet, aber es ist eine Erfahrung, die wir mit sehr vielen Swingern teilen, wie wir inzwischen wissen.

Unser Tipp:

Für das erste Swinger-Erlebnis eignet sich ein Club besser als ein privates Treffen.
Im Club ist man anonym und kann sich jederzeit zurückziehen.

## 5. Was tut der da: Die Sache mit der Eifersucht

Aber warum ist das so? Warum erregt es uns weitaus stärker, den eigenen Partner beim Sex mit jemand anderem zu sehen als einfach nur einem fremden Paar zuzuschauen? Die Antwort darauf ist simpel: Es ist Eifersucht – genau jenes Gefühl, von dem sich viele Swinger absolut frei glauben und das beim Swingen sehr störend und geradezu gefährlich sein kann. Doch zugleich ist es auch das Salz in der Suppe.

In zahlreichen Swingerprofilen in den entsprechenden Internetforen kann man Selbstbeschreibungen wie „absolut eifersuchtsfrei" oder „wir kennen keine Eifersucht" lesen. Offen gestanden glauben wir das nicht so recht – zumindest nicht, wenn es sich um Paare handelt, bei denen eine liebevolle Zweierbeziehung besteht. Bei Paaren, die wirklich absolut eifersuchtsfrei sind, haben wir eher den Verdacht, dass da vielleicht die Liebe abhanden gekommen oder zumindest etwas abgestumpft sein könnte. Dass solche Paare mit einem recht gelassenen Blick darauf schauen, wenn der eigene Partner Sex mit einem Außenstehenden hat, mag wohl sein. Das gibt für das wilde Treiben in fremden Betten oder auf Swingerclub-Matten sicherlich viel Gelassenheit – verringert aber auch jenes wundervolle Herzklopfen, das man sonst nur vom Beginn des Verliebtseins kennt.

Viele Swingerpaare sind der Ansicht, dass Eifersucht beim Swingen keinen Platz haben darf. Das sehen wir anders – womit wir in der Swingerszene zu einer Minderheit gehören. Wir glauben, dass ein bisschen Eifersucht immer mitswingt, wenn man sich als Paar gemeinsam auf andere Menschen einlässt. Wenn Eifersucht aufkommt, dann ist sie da, und man kann sie nicht verbieten. Die Frage ist nur, wie man damit umgeht.

Wenn wir im Swingerclub sind, dann sind wir immer auch Voyeure. Wir schauen anderen Paaren wahnsinnig gern bei ihrem Liebesspiel zu. Und wenn es sich um attraktive Menschen handelt, dann macht uns das meist ziemlich an. Wenn aber Kirsten Sex mit einem fremden Mann hat, dann macht das Steffen nicht nur an, sondern erhöht auch seine Herzfrequenz. Und umgekehrt geht es auch Kirsten so, wenn sie Steffen mit einer anderen Frau erlebt. Und genau dies beschreiben viele Swingerpaare ebenso. Den eigenen Partner zu beobachten hat eine völlig andere Qualität als fremden Menschen beim Sex zuzusehen. Und dieser Unterschied liegt nach unserer Meinung an einer Mischung aus Geilheit und Eifersucht. In einem Swingerforum, in dem über das Thema Eifersucht diskutiert wurde, haben wir einmal folgenden Beitrag gelesen:

*Also wir sehen das so: Ein bisschen Eifersucht gehört dazu. Wenn man sich nicht von seiner Eifersucht beherrschen lässt, sondern umgekehrt seine Eifersucht beherrscht, dann kann das einen wundervollen Zusatzkick geben. Ohne Eifersucht wäre es ja völlig egal, mit wem man gerade vögelt. Und das ist es eben nicht. Für mich (Sie) ist es jedenfalls ein riesiger Unterschied, ob ich irgendeinem fremden Paar beim Vögeln zusehe, oder ob ich zusehe, wie mein Liebster eine andere Frau fickt. Warum wohl?*

Tja, warum wohl? Die Antwort kann aus unserer Sicht nur lauten: Es ist Eifersucht – auch wenn bei dieser Online-Diskussion in den meisten Beiträgen eine andere Meinung vertreten wurde. Eifersucht, so meinten viele Paare, sei beim Swingen nur störend und absolut fehl am Platz. Wir sind dagegen der Ansicht, dass man Eifersucht nicht nur zulassen, sondern sie beim Swingen sogar genießen kann – solange sie sich in Grenzen hält. Denn Eifersucht darf nicht übermächtig werden, sonst kann sie eine böse Dynamik in eine Beziehung bringen – völlig unabhängig davon, ob man swingen geht oder nicht. Eifersucht ist der Grund, weshalb manche Paare nicht swingen, auch wenn sie der Gedanke eigentlich reizt. Wir finden es hingegen wundervoll, dem eigenen Partner ein sexuelles Erlebnis mit einem anderen Menschen zu gönnen und freuen uns, wenn es ihm gut geht dabei. Das hat auch etwas mit Liebe und Großzügigkeit zu tun – funktioniert aber vermutlich nur in einer stabilen Beziehung, in der beide Partner zumindest ein gewisses Maß an Selbstbewusstsein haben. Denn allzu große Eifersucht ist oft ein Ausdruck mangelnden Selbstwertgefühls.

Für viele Frauen und Männer ist die Vorstellung, der eigene Partner könnte Sex mit einem anderen Menschen haben, geradezu unerträglich (völlig unabhängig davon, ob sie selbst monogam sind oder nicht). Im ersten Kapitel sind wir ja bereits darauf zu sprechen gekommen, dass ein falsches Treueverständnis ein wahrer Beziehungskiller sein kann – vor allem, wenn Eifersucht krankhaft und unbegründet ist.

Menschen, die grundsätzlich eifersüchtig sind, die vielleicht schon bei einer privaten Feier eifersüchtig werden, wenn der eigene Partner etwas zu lange mit einem Fremden plaudert, sind vermutlich im Swingerclub und noch viel mehr bei entsprechenden privaten Treffen fehl am Platz. Eifersucht kann zu einer Grundhaltung werden.

In einer früheren Beziehung hat Steffen so etwas erlebt. Seine damalige Freundin war mehr oder weniger permanent eifersüchtig – völlig egal, ob da eine andere Frau in Steffens Nähe auftauchte oder nicht. Das gipfelte darin, dass sie ihm ein Verhältnis zu einer Studienkollegin unterstellte: mal zu der einen, mal zu einer anderen und dann wieder zu einer dritten. Steffen musste immer wieder mit ihr diskutieren und sah sich unter Rechtfertigungszwang, wenn seine Freundin seine Freizeit nicht minutengenau nachvollziehen konnte. An dieser krankhaften Eifersucht ist diese Beziehung dann auch zerbrochen – auch wenn Steffens damalige Partnerin im Freundeskreis eine ganz andere Legende verbreitet hat.

Steffens frühere Freundin hat den Fehler gemacht, ihren Partner als Eigentum zu betrachten. Deshalb hat sie ihn verloren. Ihm ein sexuelles Erlebnis mit einer anderen Frau zu gönnen, wäre für sie jenseits aller Vorstellungskraft gewesen. Sie bekam regelrechte Panikattacken bei der Vorstellung, eine andere Frau könnte „ihren" Freund anfassen – was natürlich immer verbunden war mit Verlustangst. Die Furcht, er könnte einer anderen Frau den Vorzug geben, war bei ihr übermächtig, obgleich es dafür keinerlei Veranlassung gab.

Aber was ist mit der begründeten Eifersucht? Ist es nicht eine Zumutung, zu wissen, dass der eigene Partner Sex mit einem anderen Menschen hat? Und das auch noch mitzuerleben, wie das bei Swingern meist der Fall ist? Die Antwort, die wir für uns auf diese Frage gefunden haben, lautet: Nein, ist es nicht. Eine Zumutung wäre es, wenn einer von uns heimlich fremdgehen und beim anderen ein ungewisser Verdacht entstehen würde, der ein böses Kopfkino auslöst. So etwas könnte eine unschöne Dynamik in unsere Beziehung bringen – nicht aber der gemeinsame Sex mit anderen. Das entscheidende Wörtchen lautet: gemeinsam!

Natürlich hat man nie die Garantie, dass der eigene Partner bleibt. Es kann immer etwas passieren, woran eine Partnerschaft zerbricht. Aber warum um alles in der Welt sollen denn fremde Hände auf nackter Haut eine Beziehung zerstören? Von solcher Art Eifersucht sind wir beide frei. Nicht aber von dieser sanften Eifersucht, die das Herz schneller schlagen lässt, wenn wir uns gegenseitig beim Sex mit Fremden zusehen. Diese Art Eifersucht wird bei uns nicht gespeist aus mangelndem Selbstbewusstsein, sondern aus lebendigem Verliebtsein. Und wir hoffen, dass uns das niemals verloren geht.

---

### Unser Tipp:

**Ein wenig Eifersucht kann das Swingen durchaus bereichern. Wer allerdings sehr stark zu Eifersucht neigt, sollte um das ganze Thema besser einen großen Bogen machen.**

## 6. Risiken und Nebenwirkungen: Gemeinsame Spielregeln

Allerdings funktioniert das vermutlich nur, wenn man sich an bestimmte Spielregeln hält. Wir sind der Ansicht, dass ein Paar, das in die Swingerszene eintauchen möchte, gewisse Regeln braucht. Man sollte vor einem Clubbesuch so ungefähr wissen, wie weit man gehen möchte, was man zu tun bereit ist, was man dem Partner zubilligt und vor allem, was keinesfalls infrage kommt. Wie hält man es mit Körperkontakt mit anderen? Wie mit Küssen und Geschlechtsverkehr? Es gibt eine ganze von Reihe Fragen, über die man sich vorher verständigen sollte – auch wenn es manchmal keine klare Antwort, sondern nur ein „Vielleicht" geben mag. Aber dann ist es ein aufregendes Abenteuer, gemeinsam Grenzen auszutesten und vielleicht zu erweitern – sofern dies in Übereinstimmung miteinander passiert. Bei alledem gilt der Grundsatz, der auch beim gemeinsamen Joggen gilt: Der Langsamere bestimmt das Tempo. Sonst kommt man sich abhanden.

Natürlich kann man Grenzen auf ganz unterschiedliche Weise setzen und neu ziehen: Das kann auf dem heimischen Sofa im theoretischen Gespräch ebenso passieren wie spontan im Gewühl auf der Matte im Swingerclub. Wichtig ist dabei dann aber, dass beide die Grenzverschiebung wollen und man sich darüber verständigt. In einer heißen Situation wird niemand diskutieren wollen. Aber das muss man auch nicht. Viele Paare sind derart empathisch miteinander, dass

Blicke und Zeichen genügen, um sich der Zustimmung des anderen zu versichern. Unterlässt man diese Verständigung, kann das böse enden. Wir haben so etwas einmal bei einem anderen Paar beobachtet.

Wir waren auf einer großen Spielwiese, auf der sich mehrere Paare tummelten, und es ging ein wenig durcheinander. Wir saßen in einer Ecke, und sahen den anderen zu, wobei uns ein Paar auffiel, das neu in den Raum hereinkam. Die Frau sah sich unsicher um und hatte offenbar das starke Bedürfnis, ihrem Partner nicht von der Seite zu weichen. Der schaute sich ebenfalls um, allerdings weniger unsicher als mehr lustvoll und begierig. Wir hatten den Eindruck, dass er sehr darauf aus war, mit anderen Frauen in Kontakt zu kommen. So etwas ist natürlich in Ordnung, wenn das für beide Partner in Ordnung ist. Aber das schien hier nicht der Fall zu sein. Es dauerte nicht lange, da mischte sich der Mann ins Spiel eines anderen Paares ein, während sich seine Frau daneben kniete und lediglich zusah. In dem Moment, in dem klar war, dass das andere Paar ihn mitspielen ließ, hatte er keinen Blick mehr für seine Frau – und nach unserer Vermutung auch keinen Gedanken mehr. Irgendwann tauchte der Mann mit seinem Kopf zwischen die Oberschenkel der fremden Frau, die seine Zunge offensichtlich genoss.

Er leckte sie eine ganze Weile. Als er sich dann schließlich wieder aufrichtete, sah seine Frau ihm in die Augen. Und dann klatschte sie ihm plötzlich eine schallende Ohrfeige ins Gesicht, stand auf und verließ den Raum mit wütendem Gesichtsausdruck. Der

Mann sah ihr konsterniert nach, sein Blick wanderte zwischen seiner davoneilenden Frau und dem fremden Paar auf der Matte hin und her – und endlich verließ auch er mit einem bedauernden Achselzucken den Raum. Es waren nur ein paar Sekunden gewesen, die er gezögert hatte, seiner Frau nachzulaufen, aber das waren möglicherweise die entscheidenden Sekunden zu viel. Und zu unserer größten Überraschung kehrte der Mann (und zwar er allein!) nur eine Minute später zurück, um sich weiter dem anderen Paar zu widmen – das ihn auch wieder mitspielen ließ.

Wir schauten uns ungläubig an, und Kirsten beschloss, nach der Frau zu schauen. Während Steffen sich an die Bar setzte, fand Kirsten die Fremde allein in einer Sitzecke – mit verschränkten Armen und wütendem Blick (eine Körperhaltung die eine Menge aussagt über die Gemütsverfassung eines Menschen). Ihr Mann hatte sie zu diesem Clubbesuch überredet, erzählte sie. Und sie hatte sich überreden lassen – in der Hoffnung, dass sie vielleicht etwas Kitt in die schwer angeschlagene Beziehung bringen könne, wenn sie ihm diesen Wunsch erfüllte, den er bereits sehr lange hatte. Allerdings hatte sie ein paar Bedingungen gestellt: Keine Küsse mit anderen, kein Geschlechtsverkehr mit anderen, kein Oralsex mit anderen – was er auch alles zugesagt hatte. Und kaum waren sie auf der Matte, hatte der Mann diese Verabredungen vergessen. Sie warte jetzt nur noch auf ihn, erklärte sie, und dann wolle sie nach Haus – und als nächstes werde sie dort ausziehen. Dieser Abend habe die Sache für sie endgültig geklärt.

Wir wissen nicht, ob die beiden sich nach diesem Abend tatsächlich getrennt haben. Wir können uns das aber durchaus vorstellen. Abgesehen davon, dass es immer etwas problematisch ist, wenn einer von beiden zu einem solchen Abenteuer nicht verführt, sondern überredet wird, waren die beiden ganz offensichtlich auch mit höchst unterschiedlichen Erwartungen in den Club gekommen. Vor allem aber hat der Mann zwei schlimme Fehler gemacht:

Erstens hat er seine Frau nicht beachtet. Er war offenbar so sehr auf das erhoffte Abenteuer fixiert, dass es ihm kaum aufgefallen ist, wie unwohl sich seine Frau gefühlt hat. Als sie wütend die Spielwiese verlassen hat, ist er ihr nur halbherzig nachgelaufen. Seine schnelle Rückkehr auf die Matte zeigt, dass ihm sein eigener Sex wichtiger war als die Befindlichkeit seiner Frau. So etwas verzeiht eine Frau nicht.

Und zweitens hat er sich nicht an die vereinbarten Spielregeln gehalten. Wenn die Absprache zwischen den beiden Partnern Oralsex mit anderen ausschließt, dann hat sein Kopf nichts zwischen den Beinen einer fremden Frau verloren.

Es gibt Paare, die treffen solche konkreten Vereinbarungen gar nicht – und brauchen das auch nicht, weil sie so feine Antennen füreinander haben, dass stets klar ist, wie weit man gehen kann. Viele Paare aber haben ausdrückliche Regeln: kein Küssen, kein Oralsex, kein Geschlechtsverkehr – oder was auch immer.

Es gibt aber auch Paare, die ungleiche Vereinbarungen haben. Wir haben einmal ein Paar getroffen, bei dem die Frau Geschlechtsverkehr mit einem anderen Mann haben durfte, der Mann aber nicht mit einer anderen Frau. Der Grund dafür war, dass sie zu etwas mehr Eifersucht neigte als er, während es ihn sehr erregte, seine Frau mit einem anderen Mann zu erleben. Gleiches Recht für beide muss nicht zwingend ein Grundsatz sein – auch wenn es die Sache natürlich vereinfacht. Aber nirgendwo steht geschrieben, dass alles gleichgewichtig sein muss. Entscheidend ist, dass zwei Menschen als Paar ihre Verabredungen treffen – wie auch immer die aussehen mögen. Es gibt höchst unterschiedliche Vorstellungen von dem was man mag, was man will, was man zulassen kann und was nicht.

Wir sind bei einem Clubbesuch einmal einem Paar begegnet, mit dem wir den ganzen Abend verbracht haben. Wir hatten ausgiebigen Oralsex mit den beiden und auch mehrfach Geschlechtsverkehr mit getauschten Partnern. Das war richtig innig und heiß – genau so, wie wir das gern machen. Aber eins wollten die beiden nicht: uns auf den Mund küssen. Das war ihnen zu intim, und das wollten sie exklusiv für den eigenen Partner bewahren. Poppen ja, Lecken ja, Blasen ja, Küssen nein – das mag mancher für absurd halten. Ist es aber keineswegs. Wenn ein Paar für sich diese Grenze zieht, dann hat kein Außenstehender die Berechtigung, das zu hinterfragen. Gesetzte Grenzen müssen gelten – zumindest bis zu dem Moment, in dem beide Partner gemeinsam beschließen, sie zu verschieben. Passiert so etwas einseitig, dann kann das die Beziehung schwer erschüttern oder gar zerstören.

---

**Unser Tipp:**

Swingen ist wie gemeinsam joggen:
Der Langsamere bestimmt das Tempo.

---

# 7. Spontan und anonym: Sex im Swingerclub

Wir mögen Swingerclubs. Dabei probieren wir immer wieder gern neue Clubs aus und fahren dafür manchmal auch ein paar Hundert Kilometer (was wir dann meist mit einem kleinen Städteurlaub verbinden). Auch wenn wir die Intimität privater Treffen mittlerweile eher bevorzugen, gehen wir doch auch immer mal wieder gern in einen Swingerclub. Die prickelnde Atmosphäre dort löst eine wundervolle und kribbelnde Aufregung aus. Viele in Dessous gekleidete Menschen, die bei schummrigem Licht an der Bar stehen oder sich zur Musik bewegen – allein das schafft ein erotisches Knistern, das einmalig ist. Manche Paare fahren allein für diese Atmosphäre in einen Club – ohne Ambitionen, dort in irgendeiner Form Sex mit Fremden zu haben.

Die Spannung beginnt bereits, wenn man auf den Parkplatz fährt und sich die anderen Autos anschaut. Wir bleiben dann immer gern noch ein paar Minuten im Wagen sitzen und warten ab, ob in dieser Zeit andere Paare ankommen, die wir uns anschauen, manchmal auch über sie reden und unser kleines Spiel aus dem Bistro spielen: Wer sind die wohl? Gehen die oft swingen? Was werden sie heute Abend erleben? Werden wir die beiden heute Abend vielleicht kennenlernen? Wollen wir die überhaupt kennenlernen? Ein bisschen wirkt bei dieser Wartephase im Auto vermutlich unser erster Clubbesuch nach, bei dem wir ebenfalls eine ganze Weile im Wagen sitzen geblieben waren – wenn auch mit pochendem Herzen und weichen Knien. Das Gefühl heute ist etwas anders, aber ein klein wenig von der besonderen Erregung vor dem ersten Mal haben wir uns mit der kleinen Verzögerung wohl bewahrt.

Wir haben es mehrfach erlebt, dass wir Paare, die wir auf dem Parkplatz gesehen hatten, dann später auf einer Spielwiese wiederentdeckt haben – auch wenn sie da natürlich völlig anders aussahen als auf dem Parkplatz. Aber Kirsten hat (im Gegensatz zu Steffen) einen hervorragenden Blick für Gesichter, und erkennt Menschen leicht wieder – selbst wenn jemand draußen Wintermantel und Pudelmütze trug und später nur noch Slip und BH.

Bei einem Clubbesuch in Hessen hat Kirsten bei dieser Beobachtung aus dem Auto heraus einem ankommenden Paar lange nachgesehen, bis es schließlich in der Eingangstür verschwunden war.

„Na, ist wohl dein Typ?", fragte Steffen mit Blick auf den großen sportlichen Mann mit kurzen blonden Haaren. Kirsten, die noch immer beinahe geistesabwesend zur Eingangstür schaute, nickte langsam und sagte:

„Ja, mit dem werde ich heute Nacht ficken."

Hätte Steffen nicht längst gewusst, dass man Kirstens Ankündigungen ernst nehmen sollte – an diesem Abend hätte er den Beweis bekommen.

Allzu sehr dehnen wir dieses etwas andere Vorspiel natürlich nicht aus – vor allem nicht im Winter, wenn es nach Abschalten des Motors im Fahrzeug doch recht schnell kalt zu werden beginnt. Ob in den wenigen Autominuten vor einem Clubeingang tatsächlich andere Paare ankommen oder nicht, ist natürlich immer Zufall. Manchmal warten wir auch vergeblich und gehen einfach hinein.

Sind wir zum ersten Mal in einem Club, dann ist es bereits spannend, den Eingangsbereich zu erfühlen. Ist er großzügig gestaltet oder eng? Hängen Bilder an den Wänden oder ist es eher nüchtern? Wenn Bilder: Sind sie stilvoll oder plump? In welchen Farben sind die Wände gestrichen? Wie riecht es dort? Wie warm ist es? Was für ein Mensch begrüßt uns? Wie fällt die Begrüßung aus? All das sind Faktoren, die schnell einen Vorgeschmack geben, ob wir uns in einem Club wohlfühlen werden oder nicht.

Einmal haben wir erlebt, dass es im Eingangsbereich nur unwesentlich wärmer war als draußen (und es war Spätherbst), der Flur ziemlich nüchtern und in kalten Farben gestaltet war und uns eine Frau willkommen hieß, von der wir instinktiv lieber Abstand halten wollten. Das war kein gutes Omen für das Kommende – und entsprechend verlief der Abend dann auch. Der Club hatte eine extrem geschönte Homepage (Kompliment an den Macher), und unser erster Besuch dort wurde auch unser letzter. Von einer ähnlichen Erfahrung erzählten uns auch Alexandra (40) und Manuel (44):

*Wir hatten uns mit einem Paar verabredet, das wir im Internet kennengelernt hatten. Wir trafen* die beiden in einem Bistro, und es wurde ein langer und anregender Abend, bei dem wir nicht nur gut gegessen, sondern auch viel gelacht haben. So beschlossen wir ein zweites Treffen – und das sollte in einem Club stattfinden. Die beiden schlugen einen Swingerclub vor, in dem sie schon einmal gewesen waren. Allerdings fühlten wir uns dort auf Anhieb nicht so richtig wohl. Nach unserem Eindruck war das ein ehemaliges Einfamilienhaus aus den Sechzigerjahren, und irgendwie hatte man den Eindruck, dass der ganze Muff jener Zeit noch in den Wänden steckte. Abgesehen davon, dass im gesamten Barbereich geraucht wurde und wir als Nichtraucher dem nicht entgehen konnten, waren auch die Spielwiesen ziemlich abgeranzt, es war überall eher kühl und roch auch nicht sonderlich gut. Das mochte vielleicht daran liegen, dass die Spielwiesen im Keller waren und man dort wohl nicht so recht lüften konnte. Aber irgendwie hatten wir zudem das unangenehme Gefühl, dass in diesem Club sehr lange nichts mehr erneuert worden war. Obwohl wir uns mit einem Paar verabredet hatten, mit dem wir uns gut verstanden, haben wir nur ein paar Gläser Wein getrunken, etwas gegessen und sind dann nach ein paar Stunden unverrichteter Dinge wieder gefahren. Wir haben uns zwar durchaus Zeit gelassen, in Stimmung zu kommen. Aber in dieser Umgebung ist uns das einfach nicht gelungen. Vor allem Alexandra, die eine recht feine Nase hat, konnte dieses Ambiente einfach nicht ausblenden. Unsere neuen

*Freunde waren zwar enttäuscht, aber sie willig-*
*ten dennoch in ein weiteres Treffen ein. Und das*
*verlief dann in einem anderen Club wesentlich*
*erotischer.*

So ein Missgriff ist natürlich nicht schön. Das ver-
bucht man dann am besten unter Erfahrungen und
schaut sich weiter um. Mit der Zeit findet man schon
seine(n) Lieblingsclub(s). Wir haben inzwischen drei
Clubs, zu denen es uns immer mal wieder hinzieht.
Die gehören zwar alle drei zur teuersten Kategorie
(Eintrittspreis über 100 Euro pro Paar), aber das hat
auch seinen Grund und seine Berechtigung, wie wir
zumindest finden. Trotzdem besuchen wir auch gern
mal einen neuen Club – die Auswahl ist ebenso groß
wie unsere Neugierde.

Wer das Pech hat, bei seinem ersten Ausflug in die
Swingerszene in einen lieblos gestalteten Club zu
geraten, den mag so etwas natürlich von der gesamten Szene abschrecken. Aber da können wir nur sagen: Es gibt auch andere Clubs – und das sind gar
nicht mal so wenige. Ein ganz guter Anhaltspunkt
sind die Bewertungen, die andere Paare in den Swingerforen im Internet abgeben, beispielsweise bei *au-*
*genweide.com* oder *joyclub.de*. Manche Betreiber haben
diese Bewertungsmöglichkeit für ihren Club zwar
deaktiviert, aber das ist dann ja auch eine Aussage.
Die Betreiber werden schon wissen, warum sie sich
nicht bewerten lassen wollen. Da für uns ein Clubbesuch auch nach all den Swinger-Jahren noch immer
etwas Besonderes ist, investieren wir lieber mehr Zeit

für die Anfahrt und mehr Geld in den Eintrittspreis, als den Abend in einem schlechten Club zu verschwenden.

Manchmal fühlt man sich aber auch auf Anhieb wohl in einem unbekannten Club. Auch jener Abend, an dem Kirsten so lange und versonnen dem großen Blonden nachgeschaut hatte, war für uns ein Erstbesuch in jenem Club. Auf unser Klingeln öffnete uns eine sympathisch lächelnde Frau in einem hinreißenden Body, der Eingangsbereich war in ein weiches, angenehm gedimmtes Licht getaucht, es war warm und es lag ein leichter Rosenduft in der Luft. Der Umkleiderraum war deutlich großzügiger angelegt, als wir es aus vielen Clubs kannten und hatte einen warmen Holzfußboden – alles Wohlfühlfaktoren, die man nicht unterschätzen sollte.

Die ersten Blickkontakte kann man bereits im Umkleiderraum aufnehmen – wenn dort gleichzeitig auch andere Menschen sind. Manche von diesen Räumen erinnern allerdings eher an den Umkleidebereich in Schwimmbädern – und entsprechend schnell möchte man das auch hinter sich bringen. Aber manche Umkleideräume sind liebevoll gestaltet, und man lässt sich gern mehr Zeit mit der Prozedur. Die angenehme Atmosphäre jenes Abends trug sicher auch dazu bei, dass Kirsten sich beim Umziehen ganz bewusst viel Zeit ließ – und zufrieden feststellte, dass der große Blonde sie dabei eingehend musterte. Zwar eher dezent und aus den Augenwinkeln, aber Kirsten nahm seine Blicke dennoch wahr (Frauen bemerken so etwas fast immer). Die beiden anderen waren vor uns fertig und als sie den Umkleidebereich verließen, warf Kirsten dem Mann ein vielsagendes Lächeln zu. Beide erwiderten dieses Lächeln – und es war in diesem Moment vermutlich allen klar, dass man sich später wieder begegnen würde. Auch so kann eine Kontaktaufnahme bereits beginnen.

Richtig spannend wird es meist aber erst nach dem Umziehen. Nahezu jeder Club ist so gestaltet, dass ein Barbereich der zentrale Raum ist. Dort sitzt oder steht man, trinkt etwas, unterhält sich und vor allem: Man beobachtet andere Menschen. Wir halten es meist so, dass wir eher früh kommen und uns einen strategisch günstigen Platz suchen, von dem aus wir sehen können, wer noch so alles erscheint. Öffnet beispielsweise ein Club um 20 Uhr, dann sitzen wir meist spätestens um 20.15 Uhr in unserer Ecke und schauen zu, wie sich der Club bis 21 Uhr allmählich füllt. Dadurch haben wir dann meist einen ganz guten Überblick über das Publikum.

Manche Paare werden freudig von anderen begrüßt und wir wissen: Die kennen sich oder haben sich zumindest hier verabredet. Andere Paare kommen herein, als würden sie ihr eigenes Wohnzimmer betreten, steuern zielsicher auf bestimmte Barhocker oder Sitzecken zu und strahlen die Selbstsicherheit von Platzhirschen aus – was sie oftmals auch sind. Jeder Club hat seine Stammgäste. Manche Paare hingegen schauen ganz scheu um die Ecke, gerade so als wüssten sie nicht so recht, ob sie hier hereinkommen dürfen oder nicht. Das sind meist Neulinge, zumindest in diesem Club. Zuweilen sieht man es Paaren aber auch an, dass es überhaupt ihr erster Clubabend ist. Bei unserem ersten Mal haben wir vermutlich ebenso gewirkt. Es macht einen Heidenspaß, zu Beginn eines Clubabends die anderen Paare zu checken und abzuschätzen. Das machen natürlich alle so – manche offen, manche dezent.

Wenn wir später am Abend irgendwo Menschen treffen, dann weiß Kirsten normalerweise sehr genau, wer zu wem gehört und welches Paar vielleicht von einem anderen Paar zu Anfang begrüßt wurde. Steffen staunt dann immer wieder, dass sie das so gut im Blick hat – während er selbst manchmal das Gefühl hat, dieselben Menschen zum ersten Mal zu erblicken. Aber jeder Psychologe bestätigt, dass viele Frauen ganz einfach einen besseren Blick für Menschen und Beziehungen haben als die meisten Männer. Zumindest in dieser Hinsicht sind wir wohl ein sehr typisches Paar.

Dieser erste Teil des Abends im Barraum ist mehr oder weniger die große Kontaktbörse. Die meisten Frauen und Männer sind hier anwesend, jeder mustert jeden, man schätzt einander ab und schaut, wer vielleicht für gemeinsamen Sex infrage kommt. Alles Weitere ist ungefähr so, wie man es aus einer normalen Diskothek kennt. Man nimmt Blickkontakt auf und geht dann einfach zu den anderen und sagt hallo. Oder, falls der Barraum eine Tanzfläche hat, kann man sich auch auf der Tanzfläche näherkommen. Die Möglichkeiten sind vielfältig. Jasmin, eine blonde Frau von Ende 20 mit sehr weiblicher Figur erzählte uns, wie sie es macht:

*Ich trage meistens einen sehr kurzen Rock und einen BH oder ein anderes Oberteil, wenn wir in einen Club gehen. Und unter dem Rock lasse ich dann den Slip weg. Wenn mir im Barbereich ein Mann auffällt, setze ich mich auf einen Barhocker – und zwar so, dass er mir unter den Rock schauen kann – und lächle ihm zu. Kurz darauf spricht er mich an. Funktioniert immer.*

Das ist sozusagen ein Lächeln der etwas anderen Art – das eine Frau im normalen Alltag vermutlich nicht aufsetzen würde. Im Swingerclub können solche weiblichen Reize aber gern offen eingesetzt werden, um Kontakte herzustellen. Auch Kirsten macht das gelegentlich ähnlich – oder auch wir gemeinsam. Als wir einmal vor einer Spielwiese in einer halb dunklen Ecke standen, war ein Paar in der Nähe, das zwar immer mal wieder zu uns herüberschielte, sich aber offenbar unschlüssig war, ob es Kontakt mit uns aufnehmen wollte oder nicht. Steffen stand in diesem Augenblick hinter Kirsten, während sie den beiden zugewandt war. Steffen schaute in dieser Situation die anderen beiden an und streifte dabei Kirstens Oberteil nach unten, womit er ihre Brüste freilegte – die dem anderen Paar auf die Weise präsentiert wurden. Das haben die beiden in diesem Augenblick völlig richtig als Einladung verstanden und sind dann zu uns herübergekommen. Und kurz darauf waren wir zu viert am Fummeln.

Besonders Frauen haben viele Möglichkeiten, Männer auf sich aufmerksam zu machen. Schließlich sind Männer fast immer Augenmenschen. Ein Mann hingegen muss normalerweise mehr bieten als nur einen schön anzusehenden Body (der ohnehin eher die Ausnahme als die Regel ist). Kirsten macht es an, wenn ein Mann im richtigen Moment den richtigen (und vor allem geistreichen) Spruch bringt, der einen gewissen Esprit verrät. Wobei das allein natürlich auch nicht reicht. Optik und Ausstrahlung des Herrn müssen insgesamt stimmen. Wenn wir im Barbereich ein anderes Paar erspäht haben, das uns interessant erscheint, dann versuchen wir, mit den beiden ins Gespräch zu kommen. Deshalb finden wir es ganz schön, wenn die Musik dort nicht zu laut ist – was in manchen Clubs aber leider der Fall ist, vor allem in jenen Clubs mit Tanzfläche.

Eine ganz gute Möglichkeit der Kontaktaufnahme ist auch das Abendessen. Meist wird eine halbe oder eine Stunde nach Öffnung des Clubs das Buffet eröffnet, und alles strömt zum Essen (das wir in manchen Clubs als ausgezeichnet erlebt haben). Da die Zahl der Tische begrenzt ist, muss man sich meist zu einem anderen Paar dazusetzen – was ja nicht von Nachteil ist. Und da schauen wir natürlich, zu wem wir uns gesellen und ob sich da jemand findet, mit dem wir ins Gespräch kommen wollen. Ergibt sich eine angenehme Unterhaltung, dann kann es durchaus sein, dass man nach dem Essen einen gemeinsamen Streifzug durch den Club unternimmt, der dann oftmals auf einer Spielwiese oder in einem Separee endet.

Wobei auch der Streifzug zu zweit durch den Club einen enormen Reiz hat. Wenn sich (meist so ungefähr eine Stunde nach Beginn des Abendessens) der Bar- und Essbereich zu leeren beginnt, dann wird es oft spannend in Gängen und auf Spielwiesen. Dann wandern die verschiedenen Paare durch den Club und schauen, ob es etwas zu sehen gibt. Andere, die bereits entsprechenden Anschluss gefunden haben, suchen sich einen Platz zu viert – oder auch zu sechst oder zu wie vielen auch immer. Verschwinden solche Paare dann nicht in einem verschließbaren Separee, haben die anderen etwas zu schauen. Durch Gucklöcher oder halb verspiegelte Fenster in den Wänden kann man den Paaren bei Sex zusehen. Und das Zuschauen kann ja, wie bereits beschrieben, auch sehr spannend werden.

Vielfach finden sich die Paare aber auch nur zu zweit auf einer Spielwiese ein. Sie legen ihre Handtücher aus (die in allen Clubs normalerweise in großer Zahl in Regalen vor den Spielwiesen vorhanden sind), ziehen sich aus und beginnen ihr Liebesspiel. Dabei könnten sie nun auch ganz einfach unter sich bleiben. Ob sie das wollen oder nicht, wissen andere natürlich nicht so genau. Allerdings gibt es ein paar Signale, an denen man das erkennen kann.

Legt sich etwa ein Paar in die äußerste Ecke einer Spielwiese, will es vermutlich eher unter sich bleiben. Lässt ein Paar hingegen auf beiden Seiten neben sich Platz, dann ist es recht wahrscheinlich, dass es auf Mitspieler wartet. Finden die sich dann ein, so ergibt sich oft folgende Situation: Die beiden Paare beschäftigen sich zunächst ausschließlich miteinander – gerade so, als wären die anderen gar nicht da. Und dann irgendwann kommt es zu scheinbar zufälligen Berührungen, irgendjemand (meist einer der Männer) streckt eine Hand aus und berührt die fremde Frau an einer eher unverfänglichen Stelle, wie etwa dem Arm oder dem Unterschenkel. Zuckt die Frau dann nicht zurück, so darf die Hand normalerweise weiterwandern. Der Rest ergibt sich von selbst. Meist lassen dann auch die anderen ihre Hände über die fremden Körper gleiten. Wie weit das geht, ist natürlich sehr unterschiedlich. Es kann beim Berühren und Streicheln der Fremden bleiben, während der eigentliche Sex ausschließlich mit dem eigenen Partner stattfindet, es kann aber auch bis zum kompletten Partnertausch gehen – oder irgendetwas dazwischen. Es ist durchaus denkbar (auch wir haben das schon erlebt), dass zwei Paare die Partner tauschen und sich erst anschließend vorstellen – wenn überhaupt.

Wir neigen eher dazu, die Menschen vorher kennenzulernen. Aber es gibt hier keine feste Ordnung, keine allgemein gültigen Regeln, die Übergänge sind fließend. Auch wir haben durchaus Sex mit völlig Unbekannten, wenn die Stimmung stimmt und die beiden Anderen reizvoll sind.

Hilfreich ist auf jeden Fall in solchen Situationen die vorsichtige Annäherung. Findet eine Frau beispielsweise völlig unvermittelt eine grapschende Hand auf ihrer Brust, kann das ein Stimmungskiller sein. Muss es zwar nicht, aber das Risiko ist deutlich größer, dass die Dame wieder aussteigt, wenn der fremde Herr zu forsch vorgeht.

Eine Regel bei dieser Art der Kontaktaufnahme gibt es allerdings, und die wird nach unserer Erfahrung auch von nahezu allen Swingern erkannt und respektiert: Wird eine tastende Hand weggeschoben, dann ist das ein absolutes Nein. Und ein Nein ist ein Nein und kein Vielleicht!

Die einzigen schlechten Erfahrungen, die wir in dieser Hinsicht gemacht haben, waren an Abenden, an denen auch einzelne Männer und nicht ausschließlich Paare Zutritt hatten. Aber darauf kommen wir später ausführlicher zu sprechen (Kapitel 11).

In manchen Clubs kann man auch auf den Matten übernachten – wobei wir es inzwischen vorziehen, am Ende der Nacht in ein Hotel zu gehen, wenn es für eine Heimfahrt zu weit ist. Allerdings kann auch eine Übernachtung auf der Matte reizvoll sein – vor allem, wenn man ein anderes Paar näher kennengelernt hat, und sich zu viert eine Schlafecke sucht. Da haben wir schon erlebt, dass der Morgen ebenso erotisch begann, wie die Nacht endete.

Ein Swingerclub ist für uns zudem eine gute Möglichkeit, ein Paar zu treffen, das wir im Internet kennengelernt hatten. Bei solchen Kontakten steht ja immer die Frage im Raum: Bei euch, bei uns oder auf neutralem Boden? Eine Verabredung im Club ist ein guter Kompromiss: Man trifft sich an der Bar, unterhält sich, und wenn alle den Eindruck haben, dass es passen könnte, dann kann es ein heißer Abend werden. Und wenn nicht, dann sagt man das ganz offen, und jedes Paar geht seiner Wege – und alle Beteiligten haben trotzdem die Möglichkeit, noch einen erotischen Abend zu erleben.

---

**Unser Tipp:**

Für einen guten Club lieber eine längere Anfahrt und einen höheren Eintrittspreis in Kauf nehmen, als Gefahr zu laufen, den Abend in einem schlechten Club zu verschwenden.

---

# 8. Immer der Masse nach: Der Herdentrieb

Wenn man in einen Club gehen will, stellt sich natürlich immer die Frage: Welcher soll es sein? Dass es da erhebliche qualitative Unterschiede gibt, haben wir ja bereits beschrieben. Ob Paare-Abend oder Herren-Überschussparty ist reine Geschmackssache. Was aber wohl alle Swinger gern möchten, ist ein gut besuchter Club. Wir haben es durchaus schon erlebt, dass wir mit gerade mal fünf oder sechs anderen Paaren den Abend verbracht haben. Das muss nicht weiter schlimm sein, wenn denn ein anderes Paar dabei ist, das uns gefällt – und das auf Gegenseitigkeit beruht. Aber mit einer nur kleinen Auswahl ist diese Wahrscheinlichkeit eben auch deutlich geringer. Deshalb haben wir den Abend auch schon ausschließlich miteinander verbracht. Das finden wir zwar auch wundervoll, aber dafür müssen wir nicht in einen Swingerclub gehen. Wenn wir einen Club besuchen, dann haben wir auch den Wunsch nach sexuellen Kontakten. Aber wenn man sich nicht verabredet, dann weiß man eben nicht, wer einen erwartet.

Es gibt zwar Top-Clubs, die fast immer gut besucht sind, aber es gibt auch andere (vor allem neue und kleine Clubs), deren Homepages neugierig machen – und die dann zuweilen recht leer sind. Will man das vermeiden, sollte man in den Internetforen schauen, wie viele Paare sich zu dem entsprechenden Abend angemeldet haben. Manche Clubs posten das auf ihrer eigenen Homepage. Wobei wir leider auch erlebt haben, dass diese Zahlen vom Betreiber ganz offensichtlich geschönt werden und dann längst nicht so viele Menschen anwesend waren, wie sich angeblich angemeldet hatten. Natürlich ist so eine Anmeldung nicht verpflichtend, und es kann immer wieder sein, dass angemeldete Paare kurzfristig wieder abspringen. Wenn aber angeblich 30 Paare angemeldet sind, und es erscheinen nur zehn, dann wird man schon stutzig. Den Verdacht der geschönten Anmeldezahlen haben nicht nur wir. Er taucht in den Diskussionsgruppen der Internetforen immer wieder auf.

Besser ist es deshalb, die Anmeldungen in den unabhängigen Swingerforen im Internet zu beobachten. Beispielsweise über *joyclub.de* melden sich viele Paare für einen Clubabend an. Diese Anmeldungen sind vom Betreiber nur unwesentlich zu türken, denn hinter jeder Anmeldung steckt ein Profil, das man sich anschauen kann (obgleich man sich auch anonym anmelden kann). Und wenn da viele Anmeldungen vorliegen, dann kann man auch davon ausgehen, dass der Club an dem entsprechenden Abend gut besucht ist – allein schon deshalb, weil viele Anmeldungen wiederum andere Paare zu einem Besuch motivieren. Denn Swinger sind wie Schafe auf der Weide: Sie folgen dem Herdentrieb.

Zu wahren Massenveranstaltungen kommt es manchmal bei bestimmten Events in einem Club. Solche Abende mit einem bestimmten Motto wirken oft anziehend. Wenn etwa eine Darkroom-Nacht oder eine Junge-Paare-Party veranstaltet wird, dann gehen die Besucherzahlen meist ebenso in die Höhe wie zu bestimmten Terminen wie etwa Silvester. Ins neue Jahr zu poppen ist für viele Paare ungemein verlockend. Da kann es durchaus vorkommen, dass in der Anmeldeliste nicht 20 oder 30, sondern 150 oder 200 oder auch noch weit mehr Menschen zu finden sind. Wer ein solches Gewimmel liebt, ist hier richtig. Wir haben bei solchen Massenveranstaltungen allerdings eine Schmerzgrenze.

Wir haben es einmal erlebt, dass wir eigentlich zu Silvester in einen bestimmten Club gehen wollten. Der aber hatte mit den vorliegenden Anmeldungen seine Kapazität erschöpft – und sinnvollerweise irgendwann die Anmeldeliste geschlossen. Deshalb haben die Betreiber am darauffolgenden Samstag eine Silvester-II-Party ausgerufen, zu der wir dann gingen. Aber auch hier stieß der Club an seine Grenzen. Es war derart voll, dass man Mühe hatte, irgendwo einen Platz auf einer Spielwiese zu finden. Wer das wilde Durcheinandergefummel mag, der kann hier natürlich wunderbar auf seine Kosten kommen.

Ein anderes Mal war ein Club derart überfüllt, dass sich vor dem Eingang eine lange Schlange gebildet hatte – die sich nur extrem langsam auf die Tür zubewegte, weil nach dem Eingang das Nadelöhr eines viel zu kleinen Umkleideraums folgte. Da haben wir uns dann schon gefragt, wie der Betreiber für jenen Abend die Anmeldungen von 240 Personen bestätigen konnte, obgleich er laut eigener Homepage nur Platz für 160 Menschen hatte.

Wer trotzdem zu solch stark nachgefragten Partys möchte, sollte am besten eine halbe Stunde vor der offiziellen Öffnungszeit da sein, um den Stau am Eingang zu vermeiden. Zu frühes Erscheinen wird meist toleriert, auch wenn wir es durchaus schon erlebt haben, dass der Betreiber die Tür erst exakt zum offiziellen Beginn geöffnet hat und wir (gemeinsam mit einigen anderen Paaren) so lange warten mussten. Aber dann ist man wenigsten früh im Club und muss sich nicht durch einen überfüllten Umkleideraum drängen.

An jenem Abend in der langen Schlange haben wir übrigens nach 20 Minuten entnervt wieder kehrt gemacht und haben den Abend lieber bei unserem Lieblingsitaliener verbracht. Und wie wir anschließend von einem bekannten Paar erfuhren, war es in dem Club an jenem Abend wirklich derart voll, dass es nicht mehr schön war. Aber solche Massenveranstaltungen sind eher die Ausnahme. Gähnende Leere kommt schon öfter vor. Meist liegen die Besucherzahlen aber irgendwo in einem vernünftigen Bereich.

Anmeldungen in den Swingerforen sind nicht nur ein Hinweis darauf, wie gut ein Club besucht ist, sondern auch, wen man da trifft. Gefällt einem ein Paar auf der Anmeldeliste, kann man es anmailen und sich verabreden. Allerdings kann man auch da Überraschungen erleben. Wir haben einmal bei *augenweide.com* mit einem Paar gechattet und wollten uns mit den beiden verabreden. Sie schlugen den kommenden Samstag und einen bestimmten Club vor – worauf wir etwas erstaunt antworteten, dass wir sie doch bereits für jenen Abend auf der Anmeldeliste eines anderen Clubs entdeckt hätten. Ja, ja, antworteten die beiden. Dort hätten sie sich zwar angemeldet, aber sie hätten keineswegs die Absicht dort auch zu erscheinen. Mit ihrer Anmeldung wollten sie lediglich ein bestimmtes anderes Paar auf eine falsche Fährte locken. Jenes Paar, so erzählten sie uns, wolle sie unbedingt treffen. Allerdings sei das Interesse einseitig, und sie möchten den Kontakt lieber vermeiden. Ihre Befürchtung sei groß, dass die beiden bei einer korrekten Anmeldung ihnen gewissermaßen nachlaufen würden – deshalb die gefakte Anmeldung für einen anderen Club.

Das ist natürlich auch eine Möglichkeit, die Anmeldelisten zu nutzen – wenn auch nicht gerade eine sonderlich charmante.

---

### Unser Tipp:

Vor einem Clubbesuch die Anmeldelisten der Swingerforen checken. Wenn dort ein interessantes Profil auftaucht, kann man sich schon im Vorfeld verabreden.

## 9. Spitzenhöschen und Springerstiefel: Was zieht man da denn an?

Eine Frage, die alle Neulinge (und oftmals nicht nur die) vor dem Besuch eines Swingerclubs immer wieder umtreibt, ist in der Tat nicht immer einfach zu beantworten: Was um alles in der Welt ziehe ich an? Die Antwort auf diese Frage kann ebenso vielfältig sein wie die Menschen, die swingen gehen. Nicht einmal die pauschale Umschreibung „sexy Outfit", die auf den Homepages der Swingerclubs meist zu lesen ist, passt in jedem Fall. Denn es gibt Clubs, in denen der Abend nicht bereits in Dessous beginnt, sondern in eher normaler Kleidung. Wobei diese Clubs dann meist um gepflegte Abendgarderobe bitten und weder Jeans noch Turnschuhe sehen möchten.

Wir waren mehrfach in solchen Clubs und mögen diesen etwas eleganteren Stil. Meist erscheinen die Herren im Anzug und die Damen in einem eleganten Kleid, manche kurz, manche auch lang – wobei Smoking und Opernkleid dann vielleicht doch etwas zu viel des Guten sind. Es herrscht beim Abendessen ein ganz anderer Smalltalk als in jenen Clubs, in denen sofort viel nackte Haut präsentiert wird. Man hat die Möglichkeit, langsamer miteinander warm zu werden und Menschen auf einer relativ normalen Ebene kennenzulernen. Vor allem für Neulinge in der Szene erleichtert das den ersten Schritt erheblich.

In solchen Clubs wird meist ab einer bestimmten Uhrzeit (etwa 22 oder 23 Uhr) die Kleiderordnung aufgehoben, so dass anschließend auch hier das berühmte sexy Outfit vorherrscht. Es gibt aber auch Clubs, in denen sich die Kleiderordnung nicht nach der Uhrzeit, sondern allein nach den Räumen richtet. Während im Erdgeschoss mit Tanzfläche, Bar und Essraum während des gesamten Abends Anzug und Abendkleid vorgesehen sind, herrschen in der oberen Etage oder im Keller (wo sich Spielwiesen und Wellnessbereich befinden) Dessous und nackte Haut vor. Manche Paare empfinden das mehrfache komplette An- und Ausziehen als eher lästig, andere hingegen lieben diesen Kontrast. Ein Umkleideraum mit der Möglichkeit, seine Sachen wegzuschließen, findet sich natürlich auch hier.

In den meisten Swingerclubs ist allerdings von vornherein sexy Outfit angesagt. Dort bekommen die Paare gleich nach Betreten des Clubs einen kleinen Schrank, in dem sie ihre Straßenkleidung verstauen können und erscheinen dann im Barraum in Dessous. Und die können ausgesprochen vielfältig sein. Denn unter sexy Outfit versteht jeder etwas anderes: Lack und Leder, Kettenhemden, japanische Kimonos, Badesandalen, Springerstiefel, lange Lederhose mit oben-ohne – es gibt fast nichts, was wir noch nicht gesehen haben. Vorherrschend allerdings sind bei Frauen Slip und BH, hauchdünne Jäcken, Netzhemden, Body, knappe Miniröcke, kurze Kleider, sexy Strümpfe, Pumps und dergleichen mehr. Männer sieht man häufig in dünnen Shirts und Shorts – je nach Figur enger oder weiter geschnitten. In den Swinger-Foren im Internet sind meist Online-Shops verlinkt, die ein vielfältiges Angebot an Cluboutfit anbieten. Spannender finden wir allerdings den Einkauf in realen Dessous-Shops, wo wir schon viel Zeit verbracht haben – und das auch durchaus schon gemeinsam mit einem befreundeten Paar. Vor allem Kirsten schätzt die Beratung durch eine andere Frau sehr. Und die Ergebnisse solcher Einkaufsbummel waren bisher stets recht überzeugend.

Ein wenig problematisch empfinden viele (vor allem Männer) die Frage, was denn an die Füße soll. Während Frauen da in der weiten Welt der Pumps oder Stiefel eine große Auswahl an Schuhen haben, die sich durchaus auch außerhalb der Swingerszene tragen lassen, werden Männer kaum in ihren schwarzen Halbschuhen aufkreuzen, mit denen sie sonst durchs Büro laufen. Manche Herren greifen deshalb im Club zu schweren Stiefeln, um sich etwas abzuheben – was natürlich nur passt, wenn auch die restliche Kleidung ein wenig martialisch daherkommt. Allerdings sollte einem bewusst sein, dass man damit auch zugleich eine Vorliebe für bestimmte sexuelle Spielarten signalisiert.

Viele Männer erscheinen hingegen ganz klassisch in Badelatschen. Das ist zwar nicht besonders sexy, aber immerhin praktisch – allerdings auch etwas einfallslos. Steffen hat sich deshalb schwarze Strandschuhe zugelegt, wie sie bei Windsurfern beliebt sind. Die sind zwar auch nicht unbedingt sexy, aber immerhin etwas kleidsamer als Badelatschen. Außerdem sind sie bequem – und man kann sie schnell an- und ausziehen, was im Swingerclub ja durchaus von Vorteil ist. Dass dieses Paar Strandschuhe für den Club reserviert ist und nicht auch am Sandstrand getragen wird, versteht sich von selbst. Herausrieselnde Reste des letzten Mallorca-Urlaubs mögen lustig sein, sind auf oder vor einer Swingerclub-Matte aber eher fehl am Platz.

Weibliches Schuhwerk eignet sich hingegen eher für einen Multifunktionseinsatz. Kirsten hat einmal einer Frau im Club ein Kompliment für ihre besonders schönen Pumps gemacht, was diese mit einem eigentümlichen Lächeln quittierte. Diese Schuhe, so erklärte sie uns, gehörten gar nicht ihr, sondern ihrer 14-jährigen Tochter. Und die habe sie vor ein paar Wochen gerade zur Konfirmation getragen. Die meisten Verwandten, so fügte sie mit einem hintergründigen Schmunzeln hinzu, wären vermutlich entsetzt, wüssten sie von der Zweckentfremdung der Konfirmationsschuhe.

Wichtig bei alledem ist aber, dass man sich wohlfühlt in seinen Sachen. Man sollte mit seiner Kleidung seinen Typ betonen und nicht verbiegen. Ansonsten fühlt man sich unwohl, und das strahlt man dann auch aus – womit man andere Menschen unbewusst auf Abstand hält.

Manche Paare machen den Besuch im Swingerclub zu einem modischen Schaulaufen. Andere hingegen lassen gern mit den Hemmungen auch alle Hüllen fallen und laufen zu fortgeschrittener Stunde nackt durch den Club. Um zwei Uhr morgens nach möglicherweise mehreren erotischen Erlebnissen stört das aber niemanden mehr.

Wir sitzen manchmal an der Bar und beobachten dabei die Menschen, die an uns vorbeigehen. Wir bewundern dann gern ein gelungenes Outfit oder machen ironische Bemerkungen über ein eher daneben geratenes – je nachdem. Vor allem zu Beginn unserer Zeit als Swinger haben wir damit sicherlich auch unsere eigene Unsicherheit kompensiert. Dabei geben wir anwesenden Menschen anhand ihrer Kleidung auch mal Spitznamen wie „Leoparden-Lilly" oder „Baumarkt-Horst" – natürlich immer nur für uns und keinesfalls ihnen gegenüber. Man sollte niemals offen kritische Bemerkungen über das Outfit anderer Menschen machen. Das ist eine böse Grenzüberschreitung, die vom Gegenüber nur in den seltensten Fällen verziehen wird.

Kirsten hat diesen Fehler einmal gemacht. Wir hatten an der Bar ein Paar kennengelernt, waren mit den beiden ein wenig warm geworden und hatten viel gelacht. Schließlich ließ sich Kirsten dem anderen Mann gegenüber zu der flapsigen Bemerkung hinreißen:

„Du hast einen geilen Hintern, aber der Tanga, den du da anhast, sieht bescheuert aus."

Und plötzlich war die Stimmung gekippt. Der Mann lachte zwar etwas verlegen, aber seine Frau schaute Kirsten bitterböse an. Wir konnten die Stimmung dann wieder halbwegs retten und erfuhren, dass seine Frau ihm eben diesen Tanga vor kurzem geschenkt hatte – und der Ansicht war, dass er ihm ausgesprochen gut stand. Kirsten hatte dem Mann eigentlich nur ein locker formuliertes Kompliment über sein Hinterteil machen wollen. Aber sie mag nun einmal keine Männer in zu knappen Slips – und das konnte sie in dieser Situation leider nicht verbergen. Daraus haben wir gelernt, und halten uns seither mit solchen Äußerungen sehr zurück. Als Kirsten Jahre später einmal ausdrücklich um ihre Meinung zu einem ziemlich scheußlichen Kleid gefragt wurde, gab sie die Bewertung „interessant" ab. Das sagt auf diplomatische Weise alles und nichts.

Ein wenig Kopfzerbrechen bereitet manchmal auch die Frage, was man zu einer privaten Verabredung anzieht. Da würden wir sagen: Es kommt darauf an, was man möchte. Geht es um ein schlichtes Kennenlernen im Bistro oder Restaurant, dann zieht man sich auch ganz normal an – je nach eigenem Stil in Jeans oder Anzug oder was auch immer.

Möchte man hingegen signalisieren, dass das Treffen eine erotische Fortsetzung noch am selben Abend haben darf, dann kann das Outfit natürlich auch etwas heißer ausfallen. Enge Bluse, vielleicht mit tiefem Ausschnitt, Minirock – der Phantasie sind keine Grenzen gesetzt. Auch hier gilt: Kleidung sollte die Persönlichkeit unterstreichen. Eine Frau erzählte uns einmal, dass sie zu einem ersten Date gern eine dünne Bluse ohne BH anzieht – was bei ihrer Oberweite ausgesprochen heiß aussieht und wohl so ziemlich jeden Mann anmachen dürfte. Erlebt haben wir bei einem privaten Treffen im Sommer auch schon einmal, dass die Frau des anderen Paares einen Minirock ohne Slip anhatte – und sich dann im passenden Moment so hingesetzt hat, dass Steffen entsprechende Einblicke bekam. Das war natürlich eine deutliche Botschaft, die von uns entsprechend verstanden wurde. Dieses Treffen hat Kirsten übrigens inspiriert, so dass auch sie bei anderen Treffen schon mal auf den Slip unter dem Minirock verzichtet hat – ebenfalls mit entsprechender Wirkung.

**Unser Tipp:**

**Unbedingt Sachen anziehen, in denen man sich auch wohlfühlt. Kleidung sollte einen Menschen betonen und nicht verbiegen.**

# 10. Zuschauen und zuschauen lassen: Fremde Blicke

Dass man mit der richtigen Kleidung viele Blicke auf sich ziehen kann, liegt auf der Hand. Wobei das besonders tiefe Dekolleté einer schönen Frau oder ihr Minikleid ohne Slip darunter nicht zwangsläufig eine Einladung zum Sex mit anderen bedeuten muss. Zuweilen genießen Paare, vor allem Frauen, auch ganz einfach nur fremde Blicke. Manche Menschen, die in einen Swingerclub gehen, tun das allein wegen ihrer Neigung zum Exhibitionismus. Ilka, eine attraktive Frau von Anfang 40, beschrieb uns das folgendermaßen:

*Mich macht es einfach an, wenn andere Menschen mir zuschauen. Ich weiß noch, dass ich es vor Jahren einmal als unglaublich erregend empfand, als mein Schatz und ich in einem Thermalbad in einer Nische in hüfthohem Wasser standen und schmusten. Eigentlich nichts weiter. Er hatte eine Erektion, und ich habe das durch seine Badehose hindurch gespürt. Dabei hatte er seine Hände auf meinem Po und hat meine Pobacken geknetet. Das war sehr schön, aber was mich wahnsinnig erregt hat, war ein fremder Mann, der in der Nähe war und uns aufmerksam beobachtet hat. Seither habe ich immer wieder nach halb öffentlichen Möglichkeiten gesucht, habe meinen Mann am Waldrand oder im Auto verführt. Aber es so*

*richtig öffentlich zu machen, traue ich mich dann*
*auch wieder nicht. Man poppt schließlich nicht in*
*der Fußgängerzone. FKK-Strand oder Baggersee*
*sind Möglichkeiten, aber da sucht man ja eher die*
*verborgenen Stellen hinter dem Gebüsch – in der*
*Hoffnung, es könnte doch jemand schauen. So*
*richtig offen vor anderen gepoppt haben wir das*
*erste Mal in einem Swingerclub. Als mein Mann*
*vorschlug, dass wir da doch mal hingehen sollten,*
*lief bei mir sofort im Kopfkino die Szene: Fremde*
*Augen beobachten mich. Und so war es dann*
*auch: Wenn wir im Club sind, dann suchen wir*
*immer die großen Spielwiesen auf oder machen es*
*sogar direkt an der Bar. Hauptsache wir haben*
*Zuschauer. Und die haben wir da immer. Fremde*
*Blicke machen mich mehr an als fremde Hände.*
*Sex mit anderen brauche ich nicht. Und ich finds*
*toll, dass auch mein Liebster diese Grenze nicht*
*überschreiten muss. Wir haben zwar wundervol-*
*len Sex im Swingerclub – aber nur miteinander*
*und niemals mit andern. Dafür aber stets unter*
*den Augen von vielen anderen. Und diese Blicke*
*machen mich wahnsinnig an.*

Sich zeigen, ist für viele Swinger eine starke Motivation – auch wenn es eher selten ist, dass es, wie bei
Ilka, so ziemlich die einzige ist. Aber wer Zuschauer
mag, der findet sie im Club mit Sicherheit. Und wer
selbst gern zuschaut, kommt hier auch auf seine Kosten. Ein Besuch im Swingerclub kann manchmal ein
wahres Fest für die Augen sein (vor allem, wenn eine

Junge-Paare-Party auf dem Programm steht und entsprechend viel junges Volk unterwegs ist). Nichts ist im Club normaler, als anderen Menschen beim Sex zuzusehen – sei es versteckt durch Löcher oder halb verspiegelte Scheiben, sei es ganz offen auf der Spielwiese oder an welchem Ort auch immer. Natürlich sind nicht alle anwesenden Menschen dort Modeltypen – wahrhaftig nicht. Manche sind aber durchaus wahre Hingucker – Frauen wie auch Männer. Und bei manchen Clubbesuchern schaut man lieber nicht allzu genau hin.

Die meisten Menschen jedoch sind irgendwo dazwischen einzuordnen. Eine recht bunte Mischung eben, wie überall im Leben. Aber das ist auch nicht der Punkt. Wer seine voyeuristische Ader ausleben möchte, dem wird im Club einiges geboten – und das nicht nur von ausdrücklichen Exhibitionisten wie Ilka. Zwar gibt es in Clubs meist auch abschließbare Separees, die durchaus gut genutzt werden, aber das meiste spielt sich doch offen und für andere sichtbar ab. Ein bisschen Voyeure sind wir vermutlich alle – nicht nur die praktizierenden Swinger.

Aber im Club sind dafür regelrecht Möglichkeiten geschaffen. Viele Spielwiesen sind von außen gut einsehbar, manche auch mit Löchern oder Sehschlitzen in den Wänden. Wer lieber im Verborgenen zuschaut, kann das durch diese Sehschlitze tun. Oder durch halb durchsichtige Scheiben. Wir haben es mehrfach erlebt, dass es ausgesprochen anregend war, durch Löcher oder verspiegelte Scheiben anderen Paaren auf der Spielwiese zuzuschauen. Und auf unserer Seite der Wand wurde es dann oftmals auch ziemlich spannend – unter den Zuschauern. Carsten (46) beschrieb das so:

> *Wir lieben das Zuschauen. Wenn wir im Club sind, dann suchen wir immer diese dunklen Gänge auf, die verborgene Einblicke auf Spielwiesen erlauben. Solche Ecken hat eigentlich jeder Club. Wenn dort etwas los ist, dann kommen meine Frau und ich fast automatisch auch ins Fummeln. Und manchmal steht dann ein anderes Paar neben uns und schaut sich ebenfalls das Treiben auf der Spielwiese an und wird genauso heiß wie wir. Da ist es dann meist nur ein kleiner Schritt, bis da nicht zwei Paare nebeneinander fummeln, sondern vier Menschen durcheinander.*

Oder auch noch mehr als nur vier. Manchmal drängen sich zahlreiche Paare in einem dunklen Gang und feiern eine regelrechte Steh-Party. Eine Steh-Fummel-Party, um genau zu sein – bei der man manchmal gar nicht so recht weiß, wer einen da grad anfasst. Anderen Paaren zuzusehen, ist oft nur der Auftakt für mehr.

Aber natürlich gibt es auch die Paare, die ausschließlich anderen Menschen beim Sex zuschauen wollen. Da kommt es dann zwar durchaus vor, dass andere versuchen, sie anzufummeln, aber ein freundliches Kopfschütteln oder eine fortgeschobene Hand reicht normalerweise aus, um fremde Annäherungs-

versuche abzublocken – sei es auf der Spielwiese, sei
es in dunklen Gängen oder vor Sehschlitzen oder wo
auch immer.

---

### Unser Tipp:

**Wer zum Exhibitionismus neigt,
hat in einem Swingerclub wundervolle
Möglichkeiten.**

---

## 11. Die anderen und ich:
## Allein im Club

Wenn wir über das Swingen sprechen, dann meinen wir damit normalerweise die Begegnung von zwei Paaren (oder gelegentlich auch mal drei oder vier oder noch mehr Paare). Für uns ist der Sex zu viert eine wundervolle Form der Erotik und die bevorzugte Form des Swingens. Aber natürlich trifft man in der Szene nicht ausschließlich Paare. Es gibt Männer wie Frauen, die sich durchaus auch allein in dieses Abenteuer stürzen – Männer allerdings weit häufiger als Frauen.

Zahlreiche Clubs sind offen für Jedermann – egal ob Paar, Mann oder Frau. Manche Clubs öffnen sich hingegen nur für Paare sowie einzelne Frauen. Das mag die Männerwelt als ungerecht empfinden, macht aus Sicht der Betreiber und vor allem der anwesenden Paare aber durchaus Sinn. Denn viele Paare möchten vor allem Kontakt zu anderen Paaren. Dass dennoch meist einzelne Frauen eingelassen werden, liegt daran, dass es vergleichsweise wenige Frauen gibt, die allein in einen Club gehen. Zudem verhalten sich Solofrauen deutlich zurückhaltender als einzelne Männer. Soloherren werden von manchen Paaren zuweilen als störend empfunden – vor allem, wenn sie in Massen auftreten. Manche Paare meiden diese sogenannten Überschusspartys deshalb und gehen ausschließlich zu Paarabenden.

Trotzdem kann man auch als einzelner Mann in die Welt des Swingens eintauchen – ohne befürchten zu müssen, im Club auf eine nahezu geschlossene Männerwelt zu stoßen. Auch bei Überschusspartys sind normalerweise zahlreiche Paare anwesend. Und manche von denen suchen sogar gezielt nach einem (oder vielleicht auch mehreren) Soloherren – die Vorlieben sind da ja recht unterschiedlich. Wenn man als einzelner Mann in einen Swingerclub geht, sollte man allerdings wissen, dass der Abend unter Umständen auch recht einsam verlaufen kann. Von einem solchen Erlebnis berichtete uns Volker (48):

*Es war einiges los in dem Club. Es waren viele Paare anwesend, eine ganze Reihe einzelner Männer und auch einige wenige einzelne Frauen. Ich habe an der Bar mehrfach versucht, eine der Solodamen anzusprechen, bin aber stets abgeblitzt. Mit einem Paar hatte ich dann immerhin einen kleinen Smalltalk, aber dann tauchte ein anderes Paar auf, das die beiden offenbar kannten und freudig begrüßten. Da war ich dann plötzlich das fünfte Rad am Wagen – und wurde nicht weiter beachtet. Meine Versuche, mit im Gespräch zu bleiben, scheiterten kläglich. Ich habe mich dann später auf den Gängen und den Spielwiesen umgesehen, habe da aber auch keinen Kontakt gefunden. Zwei Mal bin ich einem Paar etwas nähergekommen, so dass ich meine Hand ausgestreckt und die Frau berührt habe. Aber beide Male wurde meine Hand umgehend weggeschoben. Das*

*war etwas frustrierend. Vor allem, weil ich etwas
später beobachtet habe, wie sich das eine von den
beiden Paaren dann doch mit einem einzelnen
Mann eingelassen hat. Immerhin habe ich an dem
Abend eine Menge fürs Auge bekommen. Manches, was ich da gesehen habe, war schon ziemlich
geil, und ich habe mir mehr als einmal auch einen
runtergeholt. Nur mitmachen konnte ich leider
nirgendwo.*

Volker erzählte uns weiter, dass er dennoch hin und
wieder allein in einen Club geht und dort zuweilen
auch durchaus sexuelle Kontakte hat – nur eben nicht
immer. Nun sagt Volker von sich selbst, dass er nicht
gerade ein Adonis ist und zudem wohl auch eine
gewisse Schüchternheit ausstrahlt. Solche Männer
haben es natürlich nicht ganz leicht, in einem Swingerclub Kontakt herzustellen. George Clooney oder
Cristiano Ronaldo würden vermutlich schneller Anschluss finden.

Manche Männer verhalten sich allerdings so, als
würden sie sich dafür halten – selbst wenn man ihnen
ansieht, dass sie keinen Frisör benötigen und sie ihre
Badezimmerwage stets einem erheblichen Belastungs-
test aussetzen. Mit dem offensichtlichen Bewusstsein
„Nun habe ich Eintritt bezahlt, jetzt habe ich auch das
Recht auf Sex" wandern sie durch den Club und ner-
ven Paare. Wir haben es tatsächlich einmal erlebt,
dass ein einzelner Mann das ganz offen ausgesprochen hat. Er war auf einer Spielwiese an uns
herangerobbt, versuchte Kirsten zu befummeln, die

schob seine Hand weg, und er versuchte es trotzdem weiter. Als wir ihm dann klipp und klar sagten, dass wir kein Interesse an ihm hätten, wurde er ärgerlich, fing an zu diskutieren, und das gipfelte allen Ernstes in der Aussage:

„Ich habe doch schließlich genauso Eintritt bezahlt wie ihr."

In solchen Momenten ist man geneigt, ein Stoßgebet zum Himmel zu schicken und zu bitten: „Herr, lass Hirn regnen."

Immerhin trollte sich der Mann nach seiner erstaunlichen Aussage. Abgesehen davon, dass er eine der Grundregeln im Club missachtet hat (eine weggeschobene Hand ist ein absolutes Nein), hatte er uns auch für den Moment die Stimmung verdorben. Wenn wir auf einer Spielwiese sind, dann wollen wir Sex. Was wir dann ganz bestimmt nicht wollen, ist eine Diskussion – schon gar nicht eine konfliktäre.

Bei einem anderen Clubbesuch hat sich uns ein einzelner Mann auf der Spielwiese gleich mit einem solchen Stimmungskiller genähert.

„Hallo, ich bin der Olaf", hörten wir am Eingang des Raumes, in dem wir zu jenem Zeitpunkt allein waren. „Darf man dazukommen?"

Wir blickten kurz zum Eingang, Kirsten schüttelte den Kopf, und das wars – dachten wir jedenfalls. Aber Olaf sah das offenbar anders.

„Naja, man kann doch mal fragen", sagte er entschuldigend. „Ist doch besser ich frage, statt euch einfach so zu überfallen", setzte er fort. Und so weiter, und so weiter. Kurz gesagt: Er war zwar nicht körperlich zudringlich, aber er nervte.

Solomänner im Swingerclub verhalten sich oftmals wie ein einsamer Wolf auf der Jagd: Sie streifen rastlos umher, stets auf der Suche nach Beute. Und wenn sie etwas entdeckt haben, das passen könnte, dann stürzen sie sich darauf und lassen nicht mehr locker. Deshalb gehören auch wir zu den Swingern, die normalerweise Paarabende bevorzugen.

Aber wir machen Ausnahmen. Denn Kirsten mag es ganz gern, auch mal allein von zwei Männern verwöhnt zu werden – wofür man natürlich leichter jemanden findet, wenn einzelne Männer anwesend sind.

Es gibt zahlreiche Paare, die das Swingen zu viert bevorzugen und dennoch immer mal wieder zu einer Überschussparty gehen. Wenn ein Paar an einem solchen Abend einen Solomann kennengelernt hat, dann ist es sinnvoll, sich zu dritt in ein Separee zurückzuziehen – ansonsten kann man die Erfahrung machen, von der uns Maren (31) erzählte:

*Wir waren ganz gezielt zu einer Überschussparty gegangen, weil es mich reizte, mal einen zweiten Mann dabei zu haben – und zwar ausschließlich einen zweiten Mann. Es waren an dem Abend viele Soloherren da, viel mehr als wir erwartet hatten. Und sobald sich ein Paar aus dem Barraum fortbewegte, folgten ihm umgehend mehrere Männer. So war es auch, als wir uns auf den*

*Streifzug durch den Club begaben. Kaum hatten wir uns auf einer Spielwiese niedergelassen, war ein zweiter Mann neben uns. Und dann auf der anderen Seite noch einer und dann noch einer und noch einer. Und alle haben angefangen, an mir rumzufummeln. Das war mir zu viel, und wir sind da wieder ausgestiegen. Aber die Herren haben sich regelrecht an uns geheftet, und wir haben sie erst abgeschüttelt, als wir uns in ein Stoppzimmer geflüchtet und die Tür hinter uns geschlossen haben. Nach ein paar Minuten haben wir die Tür geöffnet und vorsichtig rausgeschaut. Sie waren glücklicherweise verschwunden. Wir sind dann wieder zurück nach unten, haben erst mal tief durchgeatmet und uns gefragt, was das denn war. Hier an der Bar wurden wir zwar weiter beobachtet, aber es hat uns niemand bedrängt. Mein Liebster hat den Abend dann aber noch gerettet, indem er mich gefragt hat, welcher von den anwesenden Männern mir denn am besten gefalle. Und da war tatsächlich einer dabei. Zu dem ist er dann einfach hingegangen, hat ihn angesprochen, und nach einem kleinen Plausch sind wir zu dritt in ein Stoppzimmer. So hatte ich dann doch noch den Dreier, wie ich ihn mir gewünscht hatte.*

So wie Maren und ihr Partner mache wir das normalerweise auch: Wenn wir einen Solomann dabei haben wollen, dann suchen wir ihn uns an der Bar und verziehen uns mit ihm dann in ein Separee. Oder (und das bevorzugen wir in diesem Zusammenhang normalerweise) wir suchen ihn im Internet und treffen ihn dann im Club – oder auch privat. Da gibt es viele Möglichkeiten, und wir haben durchaus schon verschiedene Varianten ausprobiert. Wer sich dagegen als Paar bei einer Überschussparty einfach treiben lässt, muss damit rechnen, unerwartet viel Anschluss zu finden. Manche Paare haben natürlich gar nichts dagegen, wenn sich mehrere Männer zu ihnen gesellen. Auf diese besondere Vorliebe gehen wir in Kapitel 26 näher ein.

Wie bereits erwähnt, sind es jedoch keineswegs nur Männer, die allein in einen Swingerclub gehen. Auch einzelne Frauen trifft man hier – wenn auch in deutlich kleinerer Zahl als Solomänner. Viele Frauen haben vermutlich die Phantasie, setzen diese aber nicht um, weil sie Angst vor dem Unbekannten haben. In einem Frauenforum bei *joyclub.de* fanden wir einige Äußerungen dieser Art – die unter Umständen durchaus begründet sein können. Denn Solofrauen im Swingerclub sind in den Augen mancher Männer Freiwild. Da kann es durchaus zu übergriffigen Situationen kommen, die sich für eine einzelne Frau unter Umständen nur schwer beherrschen lassen (siehe Kapitel 29). Nadine, eine 28-jährige Frau aus Bayern, hat dafür allerdings eine ganz simple Lösung gefunden:

*Ich gehe eigentlich ganz gern mal allein in einen Swingerclub. Allerdings nur an Paarabenden. Als einzelne Frau hat man da ja meistens trotz-*

*dem Zutritt. Ich bin auch mal im Club gewesen als einzelne Männer zugelassen waren. Das war unglaublich nervig. Einzelne Herren können richtig aufdringlich werden. Und das Wort „Nein" scheint es in ihrem Vokabular ganz einfach nicht zu geben. An Paarabenden ist das ganz anders. Männer, die eine Partnerin an ihrer Seite haben, verhalten sich wesentlich dezenter. Außerdem mag ich sowohl Männer als auch Frauen. Paarabende sind für mich deshalb am besten geeignet.*

Wir haben mehrfach einzelne Frauen im Club getroffen und hatten meist den Eindruck, dass sie sich da durchaus wohl fühlten. Und diejenigen, mit denen wir über das Thema sprachen, haben das ebenso bestätigt wie Nadine. Meist war der Tenor, dass es zwar auch nervende Soloherren gibt, man als einzelne Frau aber meist ausgesprochen freundlich aufgenommen wird – sowohl vom Personal als auch von den anderen Gästen.

Auch Nadines negative Erfahrung mit Überschusspartys haben längst nicht alle Frauen gemacht. Nach unserer Einschätzung hat das auch etwas damit zu tun, was eine Frau ausstrahlt. Schleicht sie unsicher und ängstlich durch den Club, wird vermutlich der Freiwild-Reflex des einsamen Wolfes aktiviert. Bei selbstbewusst wirkenden Frauen ist das eine ganz andere Sache. Manche Frauen können einen aufdringlichen Mann allein schon mit dem richtigen Blick auf Abstand halten. Das ist eine Frage des Typs. Wobei man so etwas – zumindest innerhalb gewisser Grenzen – durchaus auch lernen kann. Da gibt es diverse Möglichkeiten.

Aber natürlich geht es im Swingerclub nicht vorrangig darum, wie man andere Menschen auf Abstand hält – ganz im Gegenteil. Und da machen einzelne Frauen im Club häufig die Erfahrung, dass sie sehr leicht in Kontakt kommen, wenn sie das möchten. Sigrid, eine 38-jährige Frau aus Hamburg, beschreibt das so:

> *Ich lebe allein, und ab und zu muss ich einfach unter Leute. Und wenn ich niemanden habe, der mit mir loszieht, dann gehe ich eben allein. Aber ich gehe nicht gern allein in normale Clubs oder Gaststätten. Da fühle ich mich immer wie bestellt und nicht abgeholt. Im Swingerclub ist das ganz anders. Ich komme schnell mit den Leuten ins Gespräch. Und auch, wenn nichts weiter passiert als nette Gespräche, war es meistens doch ein schöner Abend. Manchmal passiert aber auch mehr. Und dann kann der Abend auch sehr prickelnd werden.*

Es ist zwar nicht ganz alltäglich, aber wir haben so etwas durchaus schon mehrfach gehört: Singlefrauen gehen in einen Swingerclub, um unter Leute zu kommen – oder auch ganz einfach, weil das Bedürfnis nach Sex da ist. Anders als in normalen Clubs muss im Swingerclub niemand eine Maske aufsetzten oder stundenlang wie die Katze um den heißen Brei herumschleichen. Wenn eine durchschnittlich attraktive Frau Sex sucht, dann wird sie den im Swingerclub mit großer Wahrscheinlichkeit auch finden. Das Angebot an einzelnen Männern ist an Überschuss-Abenden jedenfalls meist recht groß.

Manche Frauen ohne männlichen Anhang, die nicht allein in einen Club gehen wollen, finden aber auch noch eine anderen Möglichkeit: Sie gehen gemeinsam mit einer Freundin. Das hat nichts (jedenfalls nicht unbedingt) etwas mit bisexueller Neigung zu tun, sondern lediglich mit der Überwindung von Schwellenangst. Zwei Frauen geben sich gegenseitig das Gefühl, dass sie aufeinander aufpassen – auch wenn sie im Laufe des Abends dann vielleicht getrennt durch den Club streifen. Theresa (42), die mit ihrer Freundin Silke (45) diese Variante gewählt hat, berichtete uns davon:

*Allein gehen wollte ich nicht. Aber es hat mich geprickt, mal einen Swingerclub von innen zu sehen. Außerdem hatte ich seit der Trennung von meinem Mann eine gefühlte Ewigkeit keinen Sex mehr gehabt. Da ich wusste, dass es Silke ähnlich ging, hab ich sie in einer Sektlaune gefragt, ob wir das mal gemeinsam machen wollen. Und am nächsten Samstag sind wir losgezogen. Es war natürlich total aufregend, da in Dessous an der Bar zu sitzen und die Leute zu beobachten. Aber lange sind wir nicht allein geblieben. Wir sind mehrfach angesprochen worden, aber so richtig einlassen mochten wir uns auf die Männer zunächst nicht. Irgendwann hat dann aber doch mal einer der Herren den richtigen Spruch gemacht, und ich bin mit ihm in ein Separee gegangen, wo wir ziemlich geilen Sex hatten. Da hab ich richtig gespürt, wie ausgehungert ich gewesen war. Etwas später bin ich dann auf dem Rückweg zur Bar Silke mit einem Mann an ihrer Seite begegnet, und wir haben uns nur angegrinst. Noch viel später haben wir es mit den beiden Männern sogar gemeinsam gemacht – wenn auch nicht durcheinander, was die beiden wohl ganz gern gehabt hätten. Das war alles weit mehr, als wir erwartet hatten. Seither sind wir mehrfach in diesen Swingerclub gegangen und haben so manches erlebt. Inzwischen kennen wir da auch schon einige Leute, die immer wieder da sind. Es ist ein schönes Gefühl, dort hinzukommen und auf Bekannte zu treffen.*

Die Erfahrung, die Theresa und Silke gemacht haben, war natürlich ausgesprochen positiv – und motiviert zu weiteren Clubbesuchen. In so manchen Swingerclubs bildet sich mit der Zeit so etwas wie eine Gruppe von Stammgästen. Wenn man weiß, dass man Bekannte trifft, dann ist die Schwellenangst natürlich deutlich geringer. Wer beim ersten Versuch dagegen schlechte Erfahrungen gemacht hat, wird sich überlegen, ob es ein zweites Mal geben soll. In einem Internetforum fanden wir folgenden Eintrag einer Frau:

*Also ich war letztes Mal mit einer Freundin dort. Alles schön und gut. Aber wenn die Freundin sich dann vergnügt, ist man allein. Und ich muss sagen, ich habe mich so gar nicht wohl gefühlt. Ein bisschen wie auf dem Viehmarkt. Habe versucht, mir die Zeit mit Wellness, gutem Essen und Vino zu vertreiben. Aber nachdem mich das fünfte Männlein angesprochen hatte und die alle nicht in mein Beuteschema gepasst haben, bin ich für kurze Zeit aufs Klo geflüchtet.*

So etwas kann sicherlich entmutigen. Wobei sich vielleicht auch die Frage stellt, mit welchen Erwartungen diese Frau in den Club gekommen war – und mit welcher Offenheit. Natürlich kann es immer sein, dass man im Swingerclub niemanden findet, der ins eigene Beuteschema passt. Aber dann kann man es halten wie Sigrid, die einen Clubabend auch mit Essen und netten Gesprächen genießt – auch ganz ohne Sex. Das ist alles eine Frage was man möchte und was man erwartet.

Und da können die Motivationen recht unterschiedlich sein – und manchmal auch ziemlich überraschend, wie wir festgestellt haben. Wir haben einmal in einem Swingerclub zwei sehr junge Frauen beobachtet, die gemeinsam an der Bar saßen und auch gemeinsam durch die Gänge zogen. Zu später Stunde trafen wir die beiden dann im Esszimmer und kamen mit ihnen ins Gespräch. Diesen Clubbesuch, so erzählten sie uns, hätten sie schon seit Langem geplant. Er sei für sie eine Art Belohnung, die sie sich selbst gönnen würden – für die Mühen der beiden zurückliegenden Jahre: Sie würden hier ihre ganz private Abi-Party feiern.

## Unser Tipp:

Ein einzelner Mann im Club sollte versuchen, an der Bar mit einem Paar ins Gespräch zu kommen. Ein espritvoller Spruch im richtigen Moment wird von Frauen weit mehr geschätzt als ein unvermittelter Fummel-Überfall auf der Matte.

## 12. Bitte nicht stören: Duschvermeider und andere Stimmungskiller

Aufdringliche Solomänner können wahre Stimmungskiller sein. Aber es gibt auch noch ganz andere Umstände, die einem den Abend verderben können. Manchmal geht die Störung sogar vom Betreiber eines Swingerclubs aus – wenn auch natürlich nicht bewusst. Von einem solchen Stimmungskiller gleich zu Beginn eines Clubabends erzählte uns Rolf (51), der mit seiner Frau Kathrin (41) einen Club in Norddeutschland besuchen wollte:

*Wir wollten diesen Club, der für uns gar nicht so weit entfernt war, endlich mal kennenlernen. Die Homepage war sehr ansprechend, und wir zogen gut gelaunt los. Als wir den Club betraten, stand dort eine Art Empfangsdame, die jeden Gast einzeln begrüßte – und zwar mit einer innigen Umarmung. Ich fand das zwar sehr persönlich, aber nicht weiter schlimm. Kathrin allerdings hat das sehr irritiert. Nicht etwa, dass sie etwas gegen Umarmungen hätte. Aber sie möchte sich die Menschen, denen sie nah kommt, doch gern selbst aussuchen. Und diese Frau dort am Eingang gehörte nun gar nicht dazu. Allerdings kam man einfach nicht an ihr vorbei. Man wurde völlig unvermittelt zwangsumarmt. Das hat erst einmal für eine ganze Weile nachgewirkt und uns zumindest am Anfang die Stimmung etwas getrübt.*

*Vermutlich deshalb, weil uns das so überfallartig erwischt hatte. Und beim Abschied aus dem Club am Ende des Abends passierte das Gleiche noch einmal. Zudem wollte sie uns da auch noch Küsschen abverlangen. Da hat Kathrin zwar erfolgreich Widerstand geleistet, aber die Stimmung war erneut im Eimer, und wir haben uns auf der Heimfahrt vor allem über diese aufdringliche Empfangsdame unterhalten. Was sehr schade war, denn ansonsten hatten wir an dem Abend durchaus prickelnde Momente erlebt. Was in unserer Erinnerung blieb, war allerdings vor allem der übergriffige Empfang und der ebensolche Abschied. Wir haben dann ein paar Tage später eine Mail an den Betreiber geschickt und gefragt, ob das immer so sei – aber leider keine Antwort bekommen. Später haben wir von Freunden erfahren, dass die Lady am Empfang die Chefin des Clubs sei und diese Zwangsumarmung dort tatsächlich üblich sei. So kann man seine Gäste auch vergraulen. Obwohl uns der Club ansonsten gut gefallen hat, haben wir ihn nicht noch einmal betreten.*

Andere Paare störte diese Art der Begrüßung weniger. Jedenfalls war der Club meist gut besucht. Aber Menschen, die etwas länger brauchen um aufzutauen, werden durch solche Aktionen natürlich verschreckt. Und eine kritische Mail schlichtweg zu missachten, ist vielleicht auch nicht sonderlich geschickt. Besagten Club gibt es inzwischen übrigens nicht mehr.

Auch andere Clubbetreiber reagieren zuweilen nicht eben einfühlsam auf Kritik ihrer Gäste. Ein Club, in Westfalen, den wir mehrfach besucht haben, spielt im Barbereich meist sehr laute Musik. Wer tanzen möchte (was dort durchaus vorgesehen ist), mag so etwas natürlich. Andere Gäste, für die der Barbereich vor allem Kontaktbörse ist, stört so etwas allerdings. Denn man möchte sich doch halbwegs mit den anderen Paaren unterhalten können. Hier allerdings musste man sich anschreien und verstand die anderen trotzdem nicht. Ganz wie in einer normalen Disko. Bei *augenweide.com* wurde dies zeitweise kontrovers diskutiert – allerdings ohne die geringste Auswirkung auf die Lautstärke im Barraum. Bei unseren Besuchen in dem Club tobte sich der Diskjockey jedenfalls immer wieder ungeniert aus.

Was wir gar nicht mögen, sind schwer nachvollziehbare Vorschriften – vor allem, wenn man uns damit unvermittelt überfällt. Wir hatten ja bereits berichtet, dass wir jene Clubs mögen, in denen eine etwas elegantere Kleiderordnung herrscht (Kapitel 9). Bei einem Besuch in einem solchen Club galt an jenem Abend die Vorgabe, dass ab 23 Uhr Dessouspflicht herrscht und die Abendgarderobe im Schrank zu verschwinden hat. Irgendwie war diese Vorgabe wohl an uns vorbeigegangen. Deshalb waren wir reichlich irritiert, als das Personal pünktlich um 23 Uhr herumging und alle Anwesenden, die das noch nicht getan hatten, zum Ausziehen aufforderte – und das zum Teil in einem recht schroffen Ton. Wir waren in jenem Moment in einem halb abgedunkelten Gang damit

beschäftigt, uns einem anderen Paar vorsichtlich an-
zunähern – wobei wir alle vier noch komplett bekleidet waren. Die Atmosphäre knisterte, es war hoch-
spannend, und plötzlich schaute jemand um die Ecke
und rief: „23 Uhr, alles ausziehen!"

Für die Stimmung in unserem bis zu diesem Moment prickelnden Viereck hätte ebenso gut auch jemand einen Eimer kaltes Wasser über uns ausschüt-
ten können. Und als wir nicht augenblicklich reagierten, wurde die Aufforderung etwas nachdrücklicher
wiederholt. Steffens kurze Antwort „Ja, gleich" stellte
die Dame vom Team keineswegs zufrieden, sondern
veranlasste sie im Gegenteil, uns noch einmal aus-
führlich über die geltende Kleidungsvorschrift des
Abends zu informieren. Wir könnten ja schließlich
später weitermachen, fügte sie hinzu. Damit war die
Stimmung dann komplett zerstört. Pünktlichkeit und
die Einhaltung von Vorschriften sind in Deutschland
offenbar wichtiger als Erotik – selbst in diesem Swingerclub.

Um keine Missverständnisse aufkommen zu lassen:
Solche Störungen von Seiten des Personals sind extrem selten. In den meisten Clubs achten die Leute
vom Team im Gegenteil sehr darauf, dass es ihren
Gästen gut geht und bemühen sich, alles Störende
außen vor zu halten. Dazu gehört auch, dass sie stark
alkoholisierte Gäste aus dem Verkehr ziehen, wenn
diese beginnen, andere Gäste zu belästigen.

Überhaupt gehen Störungen normalerweise eher
von anderen Gästen aus. Sally (39) und Mario (50)
gehören zu jenen Swingern, die sich nicht gern sofort

ins Getümmel stürzen, sondern das erste Sexerlebnis des Abends lieber zu zweit und zurückgezogen erleben. So etwas ist gar nicht so selten, vor allem manche Frauen mögen das als Auftauhilfe. An einem dieser Abende, so erzählte Mario, hatten sie sich gerade in ein Separee zurückgezogen und hatten mit einem zärtlichen und soften Liebesspiel begonnen, als sie plötzlich bemerkten, dass sie durch ein Guckloch in der Tür Zuschauer hatten. Dazu Mario:

*Zuschauer stören uns normalerweise nicht. Im Gegenteil – das ist etwas, was uns meist sehr anregt. Aber wenn wir uns zu zweit ins Separee zurückziehen, dann sollte das eigentlich ein Signal sein, dass wir allein bleiben möchten – und auch keine Kommentare wünschen. Wir waren noch beim Vorspiel, wir streichelten uns ganz sanft, als wir plötzlich eine Frauenstimme durch das Guckloch hörten: „Jetzt musst du ihr aber mal den Schlüppi ausziehen!" Wir schauten uns nur verwundert an und versuchten die Einmischung zu ignorieren. Aber die Frau setzte kurz darauf nach: „Na los, sonst wird das doch nix!" Erst jetzt drehte ich mich zu dem Guckloch und sah die Frau, die offensichtlich darauf wartete, ob wir ihre Anweisungen nun auch befolgen würden. Ich sagte nichts, sah sie nur mit einem nicht gerade freundlichen Blick an, und schließlich verschwand sie. Unsere erotische Stimmung war allerdings auch verschwunden. Da glaubte doch tatsächlich diese fremde Frau, sie müsse bei Sally und mir Regie führen. Ich war völlig genervt. Normalerweise ist es Sally, die sich von Störungen auch tatsächlich stören lässt. In diesem Augenblick aber war ich es, der komplett von der Rolle war. Glücklicherweise hat meine Frau mich dann aber ein paar Minuten später ganz zärtlich verführt, und wir konnten uns beide wieder fallen lassen. Weitere fremde Regieanweisungen blieben glücklicherweise aus.*

Solche offensiven und möglicherweise sogar bewussten Störungen von anderen sind glücklicherweise eher selten. Häufiger ist es, dass unbedachtes Verhalten die Stimmung stört. Wir haben es einmal erlebt, dass wir auf einer Spielwiese mit einem anderen Paar in einem eher ruhigen und zärtlichen Liebesspiel waren, während auf einem offenen Podest schräg über uns zwei andere Paare etwas heftiger dabei waren. Solche Sexgeräusche sind natürlich normal im Club und werden von vielen Besuchern als durchaus anregend empfunden. Meist auch von uns. Aber irgendwann waren die anderen vier fertig und es wurde still – während es bei uns knisterte. Dann jedoch war die Stille auf dem Podest vorbei, und die beiden anderen Paare begannen eine Unterhaltung – leider in nicht eben gedämpfter Lautstärke. Und die eine der beiden Frauen hatte eine recht kräftige Stimme. Daher erfuhren wir viele Dinge, die wir gar nicht wissen wollten. So teilte die Frau mit der durchdringenden Stimme ihren Mitspielern (und damit auch uns) mit, in welchen Fällen sie das Sperma von Männern schluckt. Meist nur das ihres eigenen Mannes, manchmal aber auch das von anderen. Wir erfuhren so einiges über ihre Vorlieben und Erfahrungen. Wir haben zwar versucht, das zu ignorieren, aber wirklich gelungen ist uns das nicht. Das Knistern, das vor der Unterhaltung auf dem Podest zu spüren gewesen war, hatte sich jedenfalls vorerst verflüchtigt, und wir sind zu viert in ein Separee gewechselt. Dort hatten wir dann unsere Ruhe und konnten ungestört fortsetzen, was wir zuvor begonnen hatten.

Solche unbedachten Störungen anderer Paare kommen öfter mal vor – gerade in solchen Situationen: Manche Menschen sind mit ihrem Liebesspiel durch, und beginnen zu tratschen. Wobei es keineswegs immer nur über Themen wie sexuelle Vorlieben gehen muss. Wir haben allen Ernstes auch schon auf Swingerclubmatten Gespräche über Krampfadern, Stützstrümpfe und urologische Probleme mit angehört. Erotik geht anders.

Störungen können auch ganz subtil sein, etwa in Form von Gerüchen. Vor allem die doch etwas feinere Nase einer Frau stört es meist, wenn sich der Verdacht aufdrängt, dass der Herr, der da gerade auf Tuchfühlung oder Hautkontakt gehen möchte, ein regelrechter Duschvermeider ist. Menschen, die in einen Swingerclub gehen, achten normalerweise sehr auf eine gepflegte Erscheinung. Aber leider nicht alle. Und im Laufe des Abends sammelt sich bei vielen Besuchern dann ja auch neuer Schweiß an – schließlich sind schweißtreibende Aktivitäten an solchen Abenden nicht gerade die Ausnahme. In allen Clubs gibt es deshalb Duschräume, die normalerweise auch gut genutzt werden. Doch manche Gäste scheinen diese Räume einfach nicht zu finden. Wir haben mehrfach erlebt, dass Paare von der Matte direkt an die Bar gegangen sind und von dort mit anderer Begleitung wieder auf die Matte – ohne dass sie sich zwischendurch in die Dusche verirrt hätten. Selbst wenn sie nicht entsprechend gerochen haben sollten, ist ein solches Verhalten zumindest unhygienisch. Außer Schweiß sind schließlich noch andere Körperflüssigkeiten im Spiel. Auch die (und vor allem die!) sollte man wegduschen. Glücklicherweise beachten die meisten Menschen im Swingerclub solche hygienischen Selbstverständlichkeiten.

Auch bei privaten Verabredungen können Stimmungskiller den Abend verderben. Wir waren einmal bei einem Paar eingeladen, das wir über *augenweide.com* kennengelernt hatten. Vielleicht war es Unachtsamkeit, vielleicht war es Nervosität: Jedenfalls rauchten die beiden eine Zigarette nach der anderen, während wir auf ihrem Wohnzimmersofa saßen und Smalltalk machten. Nun sind wir beide Nichtraucher, und Tabakqualm stört uns ohnehin (wie aus unserem Profil deutlich hervorgeht). Hier aber waberte irgendwann ein regelrechter Nebel durch den Raum, der bei Kirsten Kopfschmerzen verursachte, so dass wir dann unverrichteter Dinge wieder gegangen sind. Eine erotische Stimmung hätte in solcher Luft für uns nicht entstehen können. Wir haben die beiden nie wiedergesehen. Wir haben uns auf der Heimfahrt nur gefragt, was die beiden wohl unter dem Begriff „Gelegenheitsraucher" verstanden, der bei ihnen im Profil zu lesen war. Vermutlich Rauchen bei jeder Gelegenheit.

Dennoch ist es so, dass man im privaten Rahmen die zuvor beschriebenen Störungen zumindest minimieren kann, weil man in etwa abschätzen kann, wer da auf einen zukommt. In Clubs kann man das nicht. Dort lassen sich empfindsame Menschen manchmal von der bloßen Anwesenheit mancher Paare abschrecken. Dazu noch einmal Mario über einen anderen Clubbesuch:

*Es war extrem voll an diesem Abend im Club. Man musste im Barraum andere Menschen regelrecht zur Seite schieben, um durch das Gedränge zu kommen. Ich merkte schnell, dass Sally sich nicht wohlfühlte. Wir standen eine Weile an der Bar, schauten uns Menschen an, und Sally machte zunehmend unfreundliche Bemerkungen über diesen oder jenen Gast. Meine Versuche, sie zu einem Rundgang durch den Club zu bewegen, schlugen fehl. Sally sackte immer mehr in eine zynische Stimmung, und schließlich verließen wir den Club, ohne auch nur einmal auf einer Matte gewesen zu sein. Das alles war noch zu Beginn unserer Swingerzeit, und ich dachte an jenem Abend, dass es wohl keine gute Idee gewesen war, meine Frau zu diesem Abenteuer zu überreden – obwohl wir in zwei anderen Clubs zuvor durchaus erotische Highlights erlebt hatten. Aber es war gar nicht der Swingerclub an*

*sich, der sie hatte abstürzen lassen. Zwei Wochen*
*später fuhren wir in den Urlaub nach Schweden.*
*Und auf der Dänemark-Fähre wollten wir im SB-*
*Restaurant an Bord etwas essen. Es war auch*
*dort extrem voll, man wurde hin- und hergescho-*
*ben, so dass Sally da sofort raus musste. Als wir*
*dann glücklich zwei freie Plätze in einer Ecke er-*
*obert hatten, schaute sie konsterniert in den*
*Raum und schüttelte ungläubig den Kopf. Ihr*
*Blick war exakt der gleiche wie jener im Club*
*zwei Wochen zuvor.*

Die Erfahrung auf der Dänemark-Fähre hat den beiden möglicherweise ihr Swingen gerettet – weil sie dort erkannt haben, dass Sally sich nicht an der Atmosphäre im Swingerclub störte, sondern ganz allgemein in überfüllten Räumen in Panik geriet. Seither bevorzugen Sally und Mario private Treffen mit einem einzigen anderen Paar – und fühlen sich ausgesprochen wohl dabei. Anderen Swingern kann es dagegen gar nicht voll genug sein. In Kapitel 8 haben wir das beschrieben.

Natürlich ist es immer eine Frage der eigenen Wahrnehmung, ob man sich von solchen Dingen stören lässt oder nicht. Aber die Menschen sind sehr unterschiedlich, und was den einen kalt lässt, verdirbt dem anderen komplett den Abend. Auf jeden Fall sollte man bei unschönen Erfahrungen genau hinschauen, was denn tatsächlich gestört hat – so wie Sally und Mario das nach der Erfahrung auf der Fähre getan haben. Ein prüfender Blick auf die eigenen

Empfindungen ist von Zeit zu Zeit ohnehin ratsam. Es ist erstaunlich, was man da so alles über sich erfahren kann.

**Unser Tipp:**

**Wer weiß, dass er auf Störungen sehr empfindsam reagiert, sollte eher private Treffen ausmachen als einen Club zu besuchen.**

# 13. Vorfreude und Ängste:
## Der Film im Kopf

Als wir zum ersten Mal swingen gehen wollten, kreisten unsere Gespräche wochenlang um dieses Thema. Wie ist es da wohl? Was für Menschen werden wir treffen? Was werden wir da tun? Und nicht nur unsere gemeinsamen Gespräche drehten sich um dieses Thema. Wir hatten auch beide immer wieder Tagträume, in denen es um das aufregende Vorhaben ging. Immer wieder lief im Kopfkino der Film unseres bevorstehenden ersten Clubbesuchs. In diesem Film gab es zwar auch unschöne Szenen und Situationen, aber insgesamt überwog die freudige Erwartung eines spannenden Abenteuers. Das war für uns beide sehr aufregend – und bescherte uns schon im Vorfeld manch heiße Nacht, weil wir uns unsere Gedanken und Phantasien mitteilten, womit wir uns gegenseitig erregten. Kopfkino vor einem Abenteuer oder auch nach einem schönen Erlebnis kann etwas Wundervolles sein – auch wenn das tatsächliche Erlebnis oftmals ganz anders aussieht als der vorherige Film im Kopf.

Allerdings kann Kopfkino auch Ängste auslösen oder verstärken. Birte (28) erzählte uns, dass sie von ihrem Partner Pascal (31) zu einem Clubbesuch halb verführt und halb überredet worden war. Im Vorfeld sprachen die beiden natürlich immer wieder über das bevorstehende Abenteuer. Während das entstehende Kopfkino bei Pascal (genau wie seinerzeit bei uns)

Lust und Vorfreude auslöste, schoben sich in Birtes Kopf überwiegend gruselige Bilder. In ihren Tagträumen begegneten ihr dickbäuchige und übelriechende Männer, die massenweise über sie herfielen. Außerdem vernaschte ihr Partner in ihrem Film mal die eine, mal die andere Frau, während sie selbst allein und verloren durch einen Club voller fremder Menschen irrte. Und je näher der geplante Clubbesuch rückte, umso unfreundlicher wurde der Film in ihrem Kopf.

Wider Birtes Erwarten hatten die beiden dann jedoch ein softes, aber sehr aufregendes Cluberlebnis, das rein gar nichts mit ihren bösen Tagträumen zu tun hatte. Als die beiden in den Tagen und Wochen danach über das Erlebte sprachen, zogen weit freundlichere Bilder durch Birtes Kopf, und sie ärgerte sich selbst, dass sie sich im Vorfeld das Leben mit so bösen Gedanken unnötig schwer gemacht hatte.

Dann aber stand ein neuer Clubbesuch an. Und damit schob sich in Birtes Kopfkino erneut ein unschöner Film. Der war anders als jener vor dem ersten Mal, aber nicht viel schöner. Immer wenn Pascal das Thema ansprach, tauchten bei Birte beängstigende Bilder auf. Das war auch vor weiteren Clubbesuchen und auch vor späteren privaten Treffen der Fall. Obgleich ihre realen Erfahrungen prickelnd und wundervoll waren, hatte Birte vor jedem neuen Erlebnis immer wieder neue Ängste, die in ihrem Kopfkino Regie führten.

Deshalb bat sie Pascal schließlich, ihre Swingererlebnisse ganz einfach allein zu organisieren und sie dann vor vollendete Tatsachen zu stellen. Das war zwar ein Blankoscheck, aber das Vertrauen in ihren Partner, dass er den nicht missbrauchen würde, war vorhanden. Und so handhaben die beiden das dann auch. Pascal machte ein Treffen aus oder schickte eine Anmeldung für einen Clubabend ab – und informierte seine Freundin erst zwei, drei Tage vorher. Auf die Weise sparte sich Birte die immer wiederkehrenden bösen Filme (zumindest deren lange Laufzeit) und hatte dennoch heiße Erlebnisse in der Realität – die sie irgendwann auch nicht mehr missen wollte.

Menschen, die große Ängste mit dem Swingen verknüpfen, haken das Thema oftmals nach zwei, drei Versuchen ab – wenn sie es denn überhaupt jemals wagen. Birte hingegen verknüpfte mit dem Swingen eine sehr besondere Mischung aus Furcht und Faszination. Und obgleich sie in der Realität lustvollen und heißen Sex hatte, blieb immer auch ein Stück Furcht dabei. Wobei sie irgendwann erkannte, dass es wohl vor allem die Schwellenangst war, die ihr die bösen Filme in den Kopf projizierte. Deshalb war ihre Verabredung mit Pascal, er möge es allein organisieren, der beste Weg für die beiden. Pascal konnte auf die Weise seine Vorfreude genießen – und beide zusammen hatten schöne Erlebnisse in der Realität.

Schwellenängste und böse Bilder sind eher selten bei Swingern. Zumindest lässt die Schwellenangst mit der Anzahl positiver Erfahrungen meist nach – und die Filme im Kopf werden mit der Zeit auch immer freundlicher. Manche Swingerpaare sagen deshalb, dass sie ein Abenteuer drei Mal erleben: erst als Kopfkino vorab, dann als reales Erlebnis, und schließlich Tage oder auch Wochen im Nachhinein als immer wiederkehrendes Kopfkino. Wer diesen Gedankenfilm genießen kann, hat eine wundervolle Ergänzung zu seinen tatsächlichen Erlebnissen. Wer nicht, sollte es halten wie Birte und Pascal.

---

### Unser Tipp:

Wer mit einem bevorstehenden Abenteuer vor allem Ängste verbindet und trotzdem swingen möchte, sollte seinem Partner die Organisation überlassen.

---

## 14. Zu euch oder zu uns: Private Dates

Swingerclubs sind eine aufregende Sache – wenn es schöne Clubs sind, sie gut besucht, aber nicht überfüllt sind und man die richtigen Leute trifft. Wenn man sich nicht im Vorfeld verabredet hat, weiß man aber nie so recht, wer einen da erwartet. Die Anmeldelisten in den Swingerforen (vor allem bei *joyclub.de*) geben einen gewissen Anhaltspunkt, mehr aber auch nicht.

Nach unserem Eindruck nimmt die Zahl der Paare zu, die Swingerclubs eher meiden, weil sich die Atmosphäre dort seit einigen Jahren verändert – hin zu mehr Party und weg von prickelnder Erotik. Das mag an bestimmten Clubs liegen, aber wir haben den Eindruck, dass es immer mehr Paare gibt, die sich nur noch oder zumindest vorwiegend privat treffen. Das hat verschiedene Vorteile: Wer ein anderes Paar zu sich nach Haus einlädt, hat sehr viel selbst in der Hand: die Musik und deren Lautstärke, die Temperatur, die Düfte im Raum, die Helligkeit – die ganze Atmosphäre eben. Vor allem aber weiß man, wer da auf einen zukommt.

Aus unserer Sicht haben sowohl Swingerclubs als auch private Treffen Vor- und Nachteile. Clubbesuche sind oft recht anonym, dafür ist der Sex meist spontaner und damit manchmal ganz einfach geiler. So haben wir das mehrfach erlebt, und ganz ähnlich beschreiben das viele Swinger. Private Treffen hingegen erfordern Planung, um alle vier (oder sechs oder acht oder wie viele auch immer) an einem Termin an einem Ort zu versammeln. Dafür sind private Treffen oftmals intensiver, weil intimer und mit mehr Nähe verbunden. Zumindest private Treffen zu viert.

Bei uns hat sich im Laufe der Zeit ein Sowohl-als-auch entwickelt – inzwischen aber mit einer gewissen Neigung für private Treffen. Wer erste Erfahrungen in der Szene sammeln will, ist sicher mit einem Club besser beraten – gerade wegen der unverbindlichen Anonymität, in der niemand etwas von einem erwartet. Wir haben das in den Kapiteln 4 und 7 beschrieben. Bei privaten Treffen hingegen ist die Erwartungshaltung bei allen Beteiligten meist größer.

Es sei denn, man trifft sich zunächst auf neutralem Boden, etwa in einem Bistro. Da kann logischerweise nicht viel mehr passieren als ein erstes Beschnuppern. Wir haben einmal den Fehler gemacht, ein unbekanntes Paar direkt zu uns nach Haus einzuladen, weil uns das Internetprofil sehr angesprochen hatte. Die beiden, die dann bei uns auf dem Wohnzimmersofa saßen, entsprachen allerdings kaum dem, was wir erwartet hatten. Die Bilder in ihrem Profil mussten wohl mindestens zehn Jahre alt gewesen sein, und auch sonst hatten sie ihre Daten offensichtlich sehr geschönt. Das finden wir nicht so toll, auch wenn das natürlich kein Verbrechen ist. In der Szene sind kleinere Schummeleien weit verbreitet. Das beste Mittel, jung zu bleiben, ist bekanntlich, ein falsches Alter anzugeben. Zu diesem Mittel greifen viele Paare in den Swingerforen. Allerdings sind wir der Meinung, dass das gefühlte Alter vom offiziellen zumindest nicht allzu weit entfernt sein und noch glaubwürdig bleiben sollte. Zudem hat auch die Fehlertoleranz der heimischen Waage ihre Grenzen. Wenn das alles noch stimmig ist, kann man über kleinere Schummeleien sicherlich hinwegsehen, wenn bei einem Treffen etwas zu knistern beginnt.

Mit jenem Paar jedoch knisterte nichts – absolut rein gar nichts. Die beiden meinten allerdings, dass wir doch genau das richtige Paar für sie seien. So hat es eine Weile gedauert, bis wir den beiden vermitteln konnten, dass mit uns nichts laufen würde – und wir sie endlich wieder los waren. Wir haben tief durchgeatmet, als unsere Wohnungstür hinter ihnen ins Schloss fiel.

Seither bevorzugen wir erste Treffen im Bistro. Da können alle Beteiligten jederzeit aufstehen und ihrer Wege gehen – oder eben auch nicht. Wir haben mehrere sehr spannende erste Treffen im Bistro erlebt, die noch eine erotische Fortsetzung am selben Abend fanden. Irgendwann steht manchmal einfach nur noch eine Frage im Raum: zu euch oder zu uns? Wobei es genauso normal ist, dass man es beim ersten Treffen nur beim entspannten Kaffeetrinken belässt und alle vier die Begegnung erst einmal sacken lassen. Dann kann man in Ruhe entscheiden, ob es ein zweites Treffen geben soll – das dann natürlich gern etwas privater und intimer werden darf.

Falls uns ein anderes Paar für ein erstes Treffen zu sich nach Haus einlädt, haben wir hingegen keine Probleme, dieser Einladung zu folgen. Schließlich haben wir es dann selbst in der Hand, jederzeit wieder zu gehen. Was wir auch schon mehr als einmal bereits nach dem ersten Glas Wein getan haben. Wenn einer von uns beiden genau weiß, dass es keinen Zweck hat, dann sagt er es ganz offen. So erspart man allen Beteiligten ein zähes Drumherumreden.

Falls es aber zu knistern beginnt, kann so ein Abend auch sehr spannend werden – auch wenn es manchmal etwas unklar ist, wie man vom Weinglas an die Unterwäsche der Gastgeberin kommt. Die Situation zu viert ist ja doch eine etwas andere als jene, die die meisten Singles von klassischen Dates kennen. Da sitzen dann vier Menschen, trinken das zweite oder dritte Glas Wein oder was auch immer und fragen sich, wie man wohl am elegantesten Hautkontakt aufnehmen kann.

Eine relativ unverfängliche Möglichkeit ist es, wenn man sich beispielsweise von vornherein zu einem Massageabend verabredet. Das haben wir schon mehrfach gemacht und haben es stets als sehr schön erlebt. Nach einem gemeinsamen Abendessen zieht man ins Wohn- oder Schlafzimmer um, alle ziehen sich aus, und die Männer beginnen, ihre jeweils eigene Partnerin zu massieren (oder auch umgekehrt die Frauen die Männer – diese Variante hatten wir allerdings erst einmal). Ob das dann bei einer Massage bleibt oder darüber hinausgeht, ist keineswegs ausgemacht. Meist haben wir solche Abende so erlebt, dass es nicht beim Massieren der eigenen Partnerin blieb. Wenn zwei nackte Frauen nebeneinander liegen, ist der Weg ja nicht weit, dass sich eine Hand auch einmal nach nebenan verirrt. Und das ist dann meist der Auftakt für mehr – was normalerweise ja auch von allen gewünscht ist. Vor allem dann, wenn es sich bereits um ein zweites Treffen handelt, und man sich zuvor auf neutraler Ebene kennengelernt hatte.

Wir haben es aber durchaus auch schon erlebt, dass ein solcher Massageabend wirklich ein Massageabend blieb – auch wenn das an besonderen Umständen lag: Bei der anderen Frau hatte sich unerwartet die monatliche Auszeit eingestellt – und damit war dem Abend eine natürliche Grenze gesetzt. Eine Massage war natürlich trotzdem möglich. Aber alle kannten die Grenzen und hielten sich daran. Prickelnd war es dennoch.

Eine sehr unkomplizierte Form vom Smalltalk zum Sex überzugehen, haben wir einmal bei einem Paar im Harz erlebt, das uns direkt für das erste Date zu sich nach Haus eingeladen hatte. Sie hatten etwas Leckeres gekocht, wir saßen an ihrem runden Küchentisch und hatten viel Spaß beim Gespräch über Gott und die Welt – allerdings weniger über erotische Themen. Bis unser Gastgeber plötzlich sagte:

„Wollen wir jetzt eigentlich mal ins Schlafzimmer gehen?"

Das kam ziemlich unvermittelt, und augenblicklich entstand eine spannungsgeladene Stille. Aber niemand widersprach, sondern alle nickten, standen auf und marschierten ins gut geheizte Schlafzimmer der beiden. Dort entzündeten sie ein paar Kerzen, und kurz darauf fanden wir uns alle vier nackt auf dem großen Doppelbett wieder. Nur wenige Minuten zuvor hatten wir noch an ihrem Küchentisch gesessen und über den nicht enden wollenden Winter gesprochen. Wenn alle bereit dazu sind, dann kann man auch sehr schnell den Schalter umlegen – auch wenn wir normalerweise ein etwas langsameres Herantasten bevorzugen.

In den Swingerforen werden immer wieder Treffen „ohne Anlaufzeit" angeboten. Was man darunter verstehen will, ist recht unterschiedlich. Heißt ohne Anlaufzeit, dass man gleich beim ersten Date Sex hat? Oder heißt es sogar, dass man sich trifft und augenblicklich übereinander herfällt? Für uns hat das ganz klar die erste Bedeutung. Wir sind offen für sexuelle Begegnungen auch beim ersten Treffen mit einem unbekannten Paar – wenn denn die berühmte Chemie stimmt. Aber um herauszufinden, ob die stimmt, brauchen wir schon ein wenig Zeit – zumindest ein, zwei Gläser Wein oder ein entspanntes Abendessen. Am besten beides. Danach wissen wir normalerweise, ob wir mit den anderen etwas anfangen wollen oder nicht – auch wenn die Entscheidung im Unterbewusstsein vielleicht schon nach Sekunden gefallen ist. Entscheidend ist immer der erste Eindruck, für den es bekanntlich keine zweite Chance gibt. Aber diesen ersten Eindruck wollen wir dann doch gern mit ein wenig Zeit überprüfen.

Manche Paare sind da schneller. „Ohne Anlaufzeit" bedeutet für sie tatsächlich Sex ohne jegliches Vorspiel. Daniela und Wilfried, ein Paar um die 50, erzählten uns, von einem solchen Treffen:

*Wir haben kein Problem damit, andere Paare di-*
*rekt zu uns nach Haus einzuladen. Und mit ei-*
*nem Paar hatten wir einmal einen ausgiebigen*
*webcam-chat, so dass wir sie ganz gut einschät-*
*zen konnten. Deshalb haben wir mit ihnen aus-*
*drücklich ein Treffen ohne Anlaufzeit vereinbart.*
*Als sie klingelten, haben wir die Tür geöffnet,*
*und nachdem sie in unserer Wohnung waren, ha-*
*ben wir unsere Morgenmäntel zu Boden gleiten*
*lassen und waren nackt. Und die beiden anderen*
*zogen umgehend ihre langen Mäntel aus – und*
*waren ebenfalls nackt darunter. Wir haben dann*
*schon im Flur heftig zu fummeln begonnen und*
*es kaum noch ins Wohnzimmer geschafft.*

Derart viel Spontanität bei privaten Treffen wäre nicht unser Fall. Aber es gibt in der Szene nicht wenige Paare, die solchen anlauffreien Sex praktizieren – und dabei oft auf die Situation im Swingerclub verweisen, wo man ja auch spontanen Sex mit völlig Fremden hat. Das stimmt natürlich. Wir sind allerdings der Meinung, dass das persönliche Kennenlernen gerade den Unterschied zu den zufälligen Begegnungen im Club ausmacht. Mit Menschen, die wir zunächst auf einer eher neutralen Ebene kennenlernen, sind anschließende sexuelle Begegnungen weit intensiver als bei Zufallsbegegnungen im Club. Und genau das mögen wir.

Manchmal kann man bei privaten Dates auch unangenehme Überraschungen erleben. Dass Bilder und

Daten stark geschönt sein können, haben wir bereits beschrieben. Manche Paare erzählen davon, dass sie sich verabreden und dann versetzt werden. Auch das haben wir schon erlebt und finden es natürlich nicht so toll. Im Zeitalter des Handys muss so etwas nun wirklich nicht sein. Aber das ist natürlich kein spezielles Problem der Swingerszene. Eine andere unangenehme Überraschung, von der uns ebenfalls Daniela und Wilfried erzählten, hingegen schon.

*Wir hatten ein fremdes Paar zu uns nach Haus eingeladen. Als es klingelte, stand nur ein Mann vor der Tür. Etwas verwundert schauten wir ins Treppenhaus, ob seine Frau vielleicht noch unterwegs sei. War sie aber nicht. Nein, sie sei plötzlich erkrankt, erklärte uns der Mann, der inzwischen ohne Aufforderung unseren Flur betreten hatte. Aber er habe das vielversprechende Treffen mit uns nicht absagen wollen, und seine Frau habe kein Problem damit, dass er sich allein mit uns einen schönen Abend mache. Als wir ihm dann sehr deutlich sagten, dass aber wir ein Problem damit hätten und keinesfalls einen Abend zu dritt mit ihm verbringen möchten, wurde er unangenehm, und begann, uns zu als „Normalo-Spießer" und dergleichen zu beschimpfen. Es war hart an der Grenze zur körperlichen Gewalt, den Mann wieder loszuwerden.*

Es gibt so einige Solomänner, die in Swingerforen als angebliches Paar unterwegs sind. Wir machen, wie viele andere Paare auch, deshalb vor einem Treffen durchaus mal einen Telefon- oder webcam-check. Telefonieren zu viert (spätestens seit Erfindung der Telefone mit Lautsprecher eine simple Sache) hat vor einer Verabredung ohnehin einen gewissen Charme, weil man aus der Stimme der anderen bereits eine Menge herausfühlen kann. Wir haben es einmal erlebt, dass ein solches Telefonat zwar inhaltlich spannend war, aber Kirsten am Ende den Kopf geschüttelt hat. Die Stimme des anderen Mannes war ihr derart unangenehm, dass wir den beiden dann abgesagt haben. Kirsten hätte das nicht näher begründen können, aber das muss man auch nicht. Wenn irgendein Gefühl nahelegt, es besser zu lassen, dann sollte man es lassen. Das Unterbewusstsein ist meist klüger als der Verstand. Und bei Menschen, mit denen man Körperkontakt in Erwägung zieht, sollte man ohnehin sehr wählerisch sein und auf sein Gefühl hören.

Was wir (inzwischen auch mehr als einmal) als sehr schön erlebt haben, war eine private Begegnung mit einem Paar, das wir zuvor im Club kennengelernt hatten. Nach einer zufälligen Begegnung auf der Matte waren wir mit den beiden an der Bar ins Gespräch gekommen und hatten viel Sympathie entdeckt. Vor allem zwischen Kirsten und dem anderen Mann britzelte es sehr. Und so tauschten wir am Ende des Abends Mailadressen aus und blieben in Kontakt. Da die beiden nicht gerade um die Ecke wohnten, dauerte es zwar eine Weile, aber irgendwann fanden sie den Weg zu uns. Wir empfingen sie an einem Samstagnachmittag mit selbst gebackenem Kuchen und brauchten nicht allzu lang, um wieder mit ihnen warm zu werden. Wir machten einen ausgedehnten Spaziergang durch den Stadtwald, unterhielten uns und genossen die Leichtigkeit im Miteinander. Am Abend bevölkerten wir unsere Küche und kochten zu viert das Abendessen. Als wir uns später schließlich alle gemeinsam im Wohnzimmer wiederfanden, war eine große Vertrautheit vorhanden, die sowohl vom Spaziergang sowie dem gemeinsamen Kochen und Abendessen herrührte als auch von der Tatsache, dass wir ein paar Wochen zuvor in einem Swingerclub gemeinsam Sex gehabt hatten. Das war eine ganz besondere Art der Vertrautheit. Dass diese Nacht sehr erotisch wurde, ergab sich ganz von selbst. Wir hatten ein kleines Matratzenlager auf unserem Wohnzimmerteppich eingerichtet, und keiner von uns fand in dieser Nacht allzu viel Schlaf. Zudem gab es einige Wochen später einen Gegenbesuch, der dann noch eine ganz andere Qualität bekommen sollte (siehe Kapitel 24). Seit dieser ersten privaten Fortsetzung einer Clubbekanntschaft, haben wir so etwas in der Art mehrfach wiederholt – immer auf eine andere Art und Weise, aber es wurde stets ausgesprochen spannend und hoch erotisch.

Private Dates sind natürlich nicht zwangsläufig immer zu viert. Es gibt Dreier-Konstellationen, bei denen ein Paar einen einzelnen Mann oder eine einzelne Frau einlädt oder auch Treffen mehrerer Paare oder mehrerer Paare und einiger Einzelpersonen – die Möglichkeiten sind da vielfältig, und auch wir haben da schon recht unterschiedliche Konstellationen erlebt.

Dagmar und Hauke, ein Paar in den Vierzigern, erzählten uns, dass sie mehrere Paare kennen, mit denen sie sich regelmäßig treffen. Und dann und wann stellen sie einem befreundeten Paar auch mal ein anderes befreundetes Paar vor – und verbringen mit ihnen einen Abend zu sechst. Die anderen beiden Paare kannten einander zuvor nicht, aber Dagmar und Hauke haben ein gutes Gespür dafür, wer zu wem passt. Bislang – so haben sie es zumindest empfunden – hatten sie dabei immer ein glückliches Händchen. So organisierten die beiden einmal in ihrer Wohnung eine Silvesterparty mit insgesamt fünf Paaren, die sich teilweise kannten, teilweise auch nicht – aber alle kannten die Gastgeber, welche gut abschätzen konnten, dass sich hier Menschen auf gleicher Wellenlänge zusammengefunden hatten.

Zu privaten Partys wird in den Internetforen häufig eingeladen, aber da kommt es auch immer wieder zu Konstellationen, die nicht passen – gerade bei überschaubaren Kreisen von vielleicht vier, fünf, sechs Paaren. Da reicht manchmal schon eine kleine atmosphärische Störung zwischen zwei Beteiligten, und der Abend ist gelaufen. Das kann bei einem handverlesenen Kreis, wie ihn Dagmar und Hauke zu Silvester zusammengestellt haben, zwar auch passieren, aber die Gefahr ist deutlich geringer. Ihre Silvesterparty haben die beiden jedenfalls in ausgesprochen guter Erinnerung.

Auch wir sind schon Einladungen zu privaten Partys gefolgt. Einmal sind wir für ein solches Treffen bis ans andere Ende der Republik gefahren, um mit drei weiteren Paaren erotische Pfingsten zu verbringen. Keines der anwesenden Paare kannte vorher eins der anderen – und doch passte die kleine Gruppe wunderbar zusammen. Mit einem der Paare, das wir damals kennengelernt haben, hat sich eine sehr schöne Dauerfreundschaft entwickelt. Da die beiden fast 700 Kilometer von uns entfernt wohnen, sehen wir sie zwar nur sehr selten, aber auf die Weise bleiben solche Treffen auch immer etwas Besonderes.

## Unser Tipp:

Ein unbekanntes Paar für ein erstes Date niemals gleich zu sich nach Haus einladen, sondern besser einen neutralen Ort wählen. Wenn der in der Nähe der eigenen Wohnung liegt, kann man ja immer noch eine spontane Einladung aussprechen.

## 15. Der Filter im Kopf:
## Wer passt zu uns?

Es ist immer wieder spannend, ein neues Paar zu treffen. Vermutlich hat das etwas zu tun mit diesem „Zauber, der jedem Anfang innewohnt", wie Hermann Hesse das so wundervoll formuliert. Und als Swinger hat man die Möglichkeit, diesen Zauber immer wieder neu zu erleben. Es ist spannend, was man bei solchen Treffen über Menschen erfahren kann – so wie an jenem Juniabend mit Henrike und Rene, einem Paar von Mitte 30.

Wir hatten die beiden über *joyclub.de* kennengelernt, saßen nun in der warmen Abendsonne eines Biergartens und tranken Weißwein. Nein, erzählte Henrike, Paare, bei denen der Mann unter 1,80 Meter groß sei, kämen für sie generell nicht infrage. Was uns etwas stutzig machte, denn Henrike selbst maß gerade mal 1,60 Meter (jedenfalls stand das in ihrem Profil). Und auch Kirsten hat bei ihren 1,68 überhaupt kein Problem mit Männern unter 1,80.

„Mag sein", entgegnete Henrike. „Das ist vielleicht eine Macke von mir. Aber das ist nun einmal so."

Ob man es nun Macke nennen will oder Vorliebe oder Special Effect oder wie auch immer: Irgendeinen Filter im Kopf, durch den man die Welt und seine Mitmenschen betrachtet, hat jeder. Aus irgendeinem Grund war es für Henrike unglaublich wichtig, dass ein Mann groß war. Kirsten hat ganz andere Filter. Für sie ist es wichtig, dass der andere Mann espritvoll ist und geistreiche Bemerkungen macht. Dagegen sollte der andere Mann einen bestimmten Vornamen besser nicht haben – da wirkt eine schlechte Erfahrung aus vergangenen Zeiten nach. Außerdem hat Kirsten etwas gegen Männer mit langen Haaren. Steffens Filter beim Blick auf eine Frau sind der Po und die Beine. Andere Swinger haben uns erzählt, dass es die Haare sind, der Busen, die Augen, die Finger, breite Schultern, schmale Hüften, der Klang der Stimme, der Duft der Haut. Abgesehen davon, dass das Gegenüber natürlich eine angenehme Gesamterscheinung sein sollte, gibt es kaum ein Merkmal, auf das nicht irgendjemand besonders achtet. Wir hatten einmal virtuellen Kontakt zu einem Paar, dem es extrem wichtig war, Bilder unserer Füße zu sehen.

Auch wir haben einen gemeinsamen und wohl etwas speziellen Filter, der für viele Paare vermutlich eher zweitrangig ist: Für uns sind Paarprofile geradezu gruselig, die sich als Rechtschreibfehler-Sammelstellen erweisen. Nichts gegen den einen oder anderen Vertipper – wem passiert das nicht? Aber bei konsequenter Missachtung simpelster Rechtschreibregeln sträuben sich uns die Nackenhaare. Vielleicht ist uns dadurch schon der ein oder andere spannende Kontakt entgangen, aber das ist nun einmal unsere Macke. Vermutlich hat das etwas mit unseren Berufen zu tun, in denen die korrekte Schriftsprache eine wichtige Rolle spielt.

Henrikes Tick mit der männlichen Körpergröße ist bei Frauen offenbar recht verbreitet. Kirsten hat ihn zwar nicht so ausgeprägt wie Henrike, aber ein bisschen größer als sie selbst sollte der Mann dann doch gern sein. Vermutlich stammt diese besondere Vorliebe fast aller Frauen noch aus unserer Vergangenheit in den Höhlen der Steinzeit. Da war es existenziell wichtig, dass ein Mann seine Familie verteidigen und mit Jagdbeute versorgen konnte. Und da hatte ein großer Mann mit breiten Schultern nun einmal bessere Voraussetzungen als ein kleinerer Geschlechtsgenosse.

Übrigens sollte man niemals eine besonders große Frau fragen, ob sie ein Problem damit hat, wenn der Mann vielleicht etwas kleiner ist. So etwas werten Frauen meist als mangelndes Selbstbewusstsein des Mannes. Und das mögen Frauen gar nicht.

Bei Männern besonders verbreitet ist wohl der Blick auf den Busen einer Frau – was natürlich auch ein Relikt unserer Urgesellschaft ist. Denn eine Frau mit großen Brüsten konnte mutmaßlich den Nachwuchs besser versorgen und so den Erhalt der Sippe sicherstellen. Die sexuelle Erregung vieler Männer des 21. Jahrhunderts beruht letztlich auf einer Ansammlung von Fettgewebe im Brustbereich einer Frau – ausgelöst durch die Lebensbedingungen der Steinzeit als es noch keine Babymilch in praktischen Fläschchen mit Sauger gab. Allan und Barbara Pease haben das in ihrem großartigen Buch „Warum Männer nicht zuhören und Frauen schlecht einparken" wundervoll beschrieben. Aber natürlich sind das alles Äußerlichkeiten, die vor allem unbewusst mitschwingen (wobei man niemals die Macht des Unterbewussten unterschätzen sollte).

Wichtig für uns sind auch immer Gesichtsbilder. Machen die beiden einen freundlichen Eindruck? Blicken sie lächelnd in die Kamera oder eher desinteressiert? Was strahlen sie aus? Dieser virtuelle Blick in die Augen der anderen ist für uns meist ausschlaggebend, ob wir ein Paar treffen wollen oder nicht. Profilbilder mit viel nackter Haut sind als Appetitanreger durchaus nett – entscheidend sind sie für uns aber nicht.

Wichtig ist allerdings noch etwas anderes – und da sind die Internetforen mit ihren kleinen Fragebögen ausgesprochen hilfreich: Welche Vorlieben und Abneigungen haben die beiden? Es hat beispielsweise keinen Zweck, als Heteropaar ein Paar zu treffen, bei dem die Frau oder der Mann oder auch beide extrem großen Wert auf bisexuelle Erlebnisse legen. Treffen sich zwei Paare, bei denen sich die Vorlieben zu sehr unterscheiden, dann wird es vermutlich Enttäuschungen geben. Henrike und Rene haben uns von einem solchen Treffen erzählt:

*Wir hatten die beiden im Bistro getroffen, und waren dann noch zu uns gegangen. Da sie sich in ihrem Profil als Anfängerpaar bezeichnet hatten, waren wir nicht so sicher gewesen, ob sie gleich beim ersten Treffen dafür offen sein würden. Waren sie aber – dachten wir jedenfalls. Wir kamen dann bei uns im Wohnzimmer auch bald ins Fummeln, zogen uns aus, aber viel mehr als Fummeln war anschließend nicht mehr möglich. Die andere Frau ließ sich zwar von Rene anfas-*

*sen, verkrampfte dann aber immer mehr und wurde selbst sehr passiv. Poppen kam für beide gar nicht infrage. Wir mögen richtigen Partnertausch schon sehr. Diese Begegnung war für uns irgendwie eine halbe Sache und eher enttäuschend. Seither ziehen wir Treffen mit Paaren vor, die schon eine gewisse Erfahrung haben und wissen, was sie wollen. Die beiden wussten es offenbar nicht.*

Henrikes und Renes Vorliebe für Partnertausch mit Geschlechtsverkehr können wir zwar nachvollziehen, nicht aber ihre Abneigung gegen Treffen der softeren Art. Im Gegenteil: Wir finden es hoch spannend, wenn wir feststellen, dass sich ein Paar gerade erst ganz vorsichtig in diese sehr besondere Welt der Sexualität hineintastet – und uns an seinem ganz besonderen Zauber des Anfangs ein wenig teilhaben lässt. Da stellen wir uns gern auf ihr Tempo ein und sind nicht darauf fixiert, dass bestimmte Dinge geschehen sollen.

Henrike und Rene sehen das anders, und das ist für sie natürlich auch in Ordnung. Sie wissen, was sie wollen und haben ihren Filter im Kopf entsprechend eingestellt – auch wenn das die Auswahl der Paare einschränkt (die Zahl der Swingerpaare, die Geschlechtsverkehr mit anderen ausschließen, ist gar nicht mal so klein).

Natürlich haben auch wir sexuelle Filter im Kopf. Kirsten etwa geht sofort auf Abstand, wenn in einem Profil der Eindruck entsteht, dass der Mann großen

Wert auf Analsex legt. Auch Paare, zu deren sexuellen Vorlieben Dinge gehören, die aus unserer Sicht auf die Toilette gehören, kommen für uns nicht infrage. Und Bilder, auf denen viel Lack, Leder oder Peitschen und Handschellen zu sehen sind, zählen für uns auch nicht gerade zu den Appetitanregern. Zudem machen wir einen weiten Bogen um Menschen, denen Safer Sex unwichtig ist. Darauf kommen wir in Kapitel 29 ausführlicher zu sprechen. Dagegen finden wir es wundervoll, wenn das andere Paar gern küsst – und das nicht nur den eigenen Partner. Zudem haben wir beide eine große Vorliebe für Oralsex, aktiv wie passiv.

Viele dieser Dinge kann man über den Internetkontakt relativ gut im Vorfeld abklären. Aus den meisten Profilen gehen solche Vorlieben und Abneigungen recht gut hervor. Und wenn nicht, dann kann man das per Mail herausfinden. Paare, die beim Mailen oder Chatten gleich am nächsten Tag ein Treffen vorschlagen, sind uns meist etwas suspekt. Für private Dates schätzen wir es sehr, die anderen auch virtuell zunächst ein wenig zu beschnuppern – so kann sich vor dem Treffen ein gutes Gefühl entwickeln. Allerdings kann man dieses Mailen auch überziehen und damit vielleicht Erwartungen aufbauen, die dann beim realen Treffen enttäuscht werden können. Wie viele Mails man vor einem Treffen schreibt und wie viel man über sich verrät, muss man immer im Einzelfall entscheiden.

Klare Regeln haben wir da nicht – eher Tendenzen. Trotz unserer Vorliebe für das langsame Herantasten haben wir es einmal erlebt, dass wir an einem Samstagabend am heimischen PC mit einem bis dahin völlig unbekannten Paar gechattet haben – und die beiden noch in derselben Nacht trafen und mit ihnen auch Sex hatten. Die weinselige Stimmung, in der wir da waren, hat das vermutlich sehr befördert. Es passte ganz einfach, es fühlte sich gut an. Und dieses Gefühl ist das Entscheidende.

## Unser Tipp:

Vor einem Treffen immer schauen, ob die anderen ähnliche Vorlieben haben wie man selbst. Sonst sind Enttäuschungen oder böse Überraschungen programmiert.

# 16. Bilder und Wiedergänger:
   Die virtuelle Identität

Wer abseits von Clubs andere Swinger finden will, hat im Internet recht gute Chancen, fündig zu werden. Ob nun bei *augenweide.com, joyclub.de, swingfreunde.de* oder welchem Forum auch immer: Es gibt zahlreiche Swingerpaare, die sich eine virtuelle Identität zugelegt haben. Manche auch in mehreren Foren gleichzeitig.

Das Prinzip solcher Profile ist auf allen Plattformen mehr oder weniger gleich: Man gibt zunächst seine persönlichen Daten wie Alter, Größe, Gewicht, Haar- und Augenfarbe oder dergleichen mehr ein. Dass dabei allerdings gern mal ein wenig geschummelt wird, hatten wir bereits erwähnt (Kapitel 14). Zudem hat man die Möglichkeit weitere Fragen zu beantworten: In welcher Region wohnen wir, in welchem Umkreis suchen wir, sind wir besuchbar oder ist das (etwa wegen vorhandener Kinder) eher nicht so günstig, wie ist es mit Bi-Neigungen, wollen wir Partnertausch, küssen wir auch fremde Partner, neigen wir oder einer von uns zu devotem oder dominantem Verhalten und wen suchen wir hier überhaupt? Die Antworten auf die vorgegebenen Fragen, die man normalerweise mit einem schlichten Klick beantworten kann, vermitteln meist schon einen recht guten ersten Eindruck von den beiden Menschen hinter dem Profil.

Spannender wird es, wenn es um die Bilder geht, die man einstellen kann – aber keineswegs muss. Allerdings ist es bei manchen Portalen so, dass man nur Bilder anderer Profile sehen kann, wenn man selbst eigene Bilder hochgeladen hat. Andere Betreiber setzen vor die Möglichkeit, Bilder zu betrachten, auch gern eine Bezahlschranke – von irgendetwas wollen die ja auch leben. Wer seine zunächst meist kostenfreie Mitgliedschaft auf ein kostenpflichtiges Abo umstellt, muss dafür meist zwischen fünf und fünfzehn Euro im Monat bezahlen – je nach Plattform und Art der Mitgliedschaft.

Natürlich ist es immer sehr reizvoll, sich die Bilder anderer Profile anzuschauen. Wie überall im Leben begegnen einem da die unterschiedlichsten Typen. Und das in sehr verschiedenen Arten der Darstellung. Von nackt mit weit gespreizten Beinen und gepiercten Schamlippen bis hoch geschlossen im Hochzeitssmoking, vom romantischen Bikinibild bei Sonnenuntergang am Strand bis wilden Aufnahmen vom Gruppensex im SM-Raum ist so ziemlich alles dabei. Manche Paare beschränken sich auf zwei Porträtbilder oder auch nur auf nichtssagende Nahaufnahmen ihrer Geschlechtsteile, andere zeigen einen Hunderte Bilder umfassenden Streifzug durch ihr Leben, ihre Urlaube und ihre Sexgewohnheiten. Wieder andere zeigen zwar nackte Körper in unterschiedlichen Posen, aber keine Gesichter (zumindest nicht öffentlich). Zu letzteren gehören übrigens auch wir – aus Gründen, die wir in Kapitel 30 erläutern werden.

Erotische Bilder für das Swingerprofil zu schießen macht Spaß. Und es macht heiß. Wir haben schon mehrfach solche Shootings gemacht, und oftmals war das der Auftakt für aufregenden Sex. Manchmal zu zweit, manchmal zu viert

Neben dem Fragebogen und den Bildern interessiert uns aber normalerweise auch noch etwas anderes: der gesamte Stil eines Profils. Was erzählt ein Paar sonst noch von sich – und vor allem: Wie erzählt es? An den Ausführungen im freien Text, den man neben dem Fragebogen auch erstellen kann (und sollte), lässt sich viel ablesen – manchmal auch Widersprüche: Wenn sich da beispielsweise ein Paar als „gepflegt" beschreibt, die dazugehörigen Bilder jedoch in einer offenkundig schmuddeligen und chaotischen Wohnung entstanden sind, dann gibt es möglicherweise eine Diskrepanz zwischen Selbst- und Fremdwahrnehmung. Schön fanden wir mal ein Profil, in dem sich eine einzelne Frau als „intelligent und belesen" bezeichnete, aus ihrem Profiltext uns jedoch massenweise Rechtschreib- und Grammatikfehler geradezu anschrien. Als wir sie (ganz bewusst freundlich und ohne jede Häme) auf diesen Widerspruch hinwiesen, reagierte sie gereizt und beharrte darauf, dass es keinen einzigen Rechtschreibfehler in ihrem Profiltext gebe. Sie habe das gerade noch einmal überprüft. Da kann man wohl nur noch mit den Schultern zucken und sagen: Oh, oh …

Ungläubig die Augen verdrehen wir auch immer wieder, wenn ein Paar verkündet, dass es „kreativ" sei, den entsprechenden Text jedoch von einem in jenem Forum nutzbaren automatischen Textgenerator erstellen lässt – was anhand der Standardformulierungen leicht erkennbar ist.

So etwas finden wir vor allem amüsant, auch wenn wir manchmal denken: schade eigentlich. Denn zuweilen ist es so, dass die Bilder attraktive Menschen zeigen, der dazugehörige Text aber verrät, dass wir mit den beiden vermutlich keinen gemeinsamen geistigen Draht finden würden. Und eine gepflegte Unterhaltung, die über das Wetter und die letzten Fußballergebnisse hinausgeht, ist uns auch bei erotischen Kontakten durchaus wichtig – so dass wir in solchen Fällen ganz einfach feststellen müssen: Das hat wohl keinen Zweck. Wobei es natürlich auch den umgekehrten Fall gibt: ein intelligenter Profiltext, der ahnen lässt, dass wir mit den beiden geistreiche Gespräche führen könnten – aber Bilder, aus denen wir erkennen, dass da auf erotischer Ebene nichts laufen würde. Es muss eben beides passen – und das für alle Beteiligten.

Auch wir haben natürlich schon erlebt, dass unser Profil nicht auf Zustimmung stieß. Nicht oft, aber doch mehr als nur einmal hat ein Paar nach Einsicht in unsere Gesichtsbilder ein „Sorry, passt nicht" zurückgemailt. Als wir das zum ersten Mal erlebt haben, haben wir uns gefragt, woran das denn liegen könnte. Inzwischen stellen wir uns diese Frage nicht mehr. Die Gründe können vielfältig sein, und es ist müßig, darüber zu spekulieren.

In manchen Foren hat man die Möglichkeit, seinem Profil ein Motto voranzustellen. Da findet man zuweilen schöne und geistreiche, aber auch alberne oder extrem ausgetretene Sprüche. „Lebe jetzt" oder „Nutze die Nacht" sind beispielsweise Allerweltsmottos, die man immer wieder in Swingerprofilen lesen kann. Intelligenter finden wir da beispielswiese „Freiraum gewähren", „Das Leben ist zu kurz, um schlechten Wein zu trinken" oder „Für Eile fehlt uns die Zeit". Sehr geistreich fanden wir auch „Wenn ein Frauenkörper spricht, haben Männer nicht genug Augen um zuzuhören". Solche Mottos verraten schon ein wenig mehr über die Menschen hinter dem Profil – auch wenn sicher nicht jedes espritvolle Motto selbst kreiert wurde.

Geradezu ein Wiedergänger ist sicher das Motto „Alles kann, nichts muss". Obwohl es inzwischen einen jahrzehntealten Bart hat, findet es sich noch immer in erstaunlich vielen Swingerprofilen. Manch ein junges Paar, das auf dieses Motto zurückgreift, wird vermutlich nicht auf die Idee kommen, dass vielleicht schon die Eltern unter diesem Spruch losgezogen sind – was aber durchaus denkbar ist. Alt genug ist dieses Motto jedenfalls. Ein älteres Swingerpaar erzählte uns einmal, dass es „Alles kann, nichts muss" (damals natürlich noch mit ß) zum ersten Mal als Schriftzug über der Bar eines kleinen Clubs in Hessen gesehen habe – und das war 1986. Wie viele Jahre dieser Spruch dort schon hing, konnten uns die beiden leider nicht verraten. Natürlich soll „Alles kann, nichts muss" eine gewisse Gelassenheit ausdrücken und einfach nur darauf hinweisen, dass vieles möglich ist. Als Sprachpuritaner können wir aber nicht widerstehen diesen Satz auseinanderzunehmen: Alles kann? Wirklich alles? Das wäre eine ganze Menge. Einen solchen Blankoscheck würden wir nie ausstellen. Und der zweite Teil des Mottos verkündet eine schlichte Selbstverständlichkeit. Natürlich muss nichts. Oder glaubt jemand, eine Versicherung abgeben zu müssen, dass keinerlei Zwang angewendet wird? Das versteht sich doch wohl von selbst.

## Unser Tipp:

Beim Erstellen eines Internetprofils sollte man Kreativität entwickeln und Widersprüche vermeiden. Fügt man dann noch ansprechende Bilder hinzu, wird man leicht Kontakte finden.

## 17. Würfel, Karten, Striptease:
## Zeit zum Spielen

Manchmal bieten Paare einen Spieleabend an. Damit sind nicht unbedingt Rollenspiele mit Masken oder dominant-devote Begegnungen gemeint (die gibt es natürlich auch, werden aber normalerweise anders bezeichnet), sondern Abende mit Gesellschaftsspielen – wenn auch von einer etwas anderen Art, als sie am Familiensonntag üblich sind. Solche Spiele heißen dann beispielsweise „Swinger 2000", „Mensch zier dich nicht" oder „Nightlife". Es gibt mittlerweile eine ganze Reihe beliebter Brettspiele in der Swingerszene, die als Einstimmung für eine Gruppensexparty dienen – sich aber durchaus über einige Stunden hinziehen können, und als Vorspiel meist ziemlich prickelnd sind.

Beispielsweise waren wir mal bei einem Paar zu Besuch, das uns ein Würfelspiel vorschlug, bei dem sich alle vier dann allmählich entblätterten. Wir hätten nicht gedacht, dass sich so etwas derart lange hinziehen kann – jedenfalls wenn man am Ende mal auf die Uhr schaut und erstaunt feststellt, wie viel Zeit vergangen ist. Der Reiz solcher Spiele liegt in der Langsamkeit. Sich einfach nur ausziehen, kann recht profan sein. Wenn sich das aber sehr langsam gestaltet und zudem vom Würfelglück abhängig ist, dann baut sich eine immer größere Spannung auf, die sich anschließend umso heftiger entladen kann. Natürlich wissen alle Beteiligten, warum sie da sind und erwarten einen erotischen Abend mit viel Sex. Aber an Spielabenden ist der Weg das Ziel. Meist enden solche Spiele durchaus in der erwarteten Orgie – aber das eigentlich Spannende an so einem Abend ist eher der Weg dahin.

Von einem solchen Spieleabend erzählte uns Thea (28), die mit ihrem Freund (ebenfalls 28) daran teilgenommen hatte.

*Es war eine Einladung zum „Tschakka-Tschakka". Wir kannten „Swinger 2000", aber „Tschakka-Tschakka", so hatten wir gehört, sollte noch prickelnder sein. Anwesend waren außer uns zwei weitere Paare, wir kannten aber nur die Gastgeber. Die hatten wir mal in einem Swingerclub kennengelernt. Die wiederum kannten aber auch die anderen, so dass sie ganz gut abschätzen konnten, dass alle zueinander passten. Wir setzten uns (nur in Unterwäsche bekleidet) um das Spielfeld herum auf den großen Wohnzimmerteppich – immer abwechselnd ein Mann und eine Frau. Wobei die Gastgeber darauf achteten, dass niemand neben seinem eigenen Partner saß – um die Spannung etwas zu erhöhen, wie sie meinten. Jeder stellte seine Spielfigur auf den Startpunkt, und dann wurde nacheinander gewürfelt. Genau wie bei „Monopoly" oder „Mensch ärger dich nicht". Die Felder, auf die man kam, waren mit Aufgaben beschriftet. Da stand dann zum Beispiel „Lege verführerisch dein Oberteil ab" oder „Zieh einem Mitspieler ein*

*Kleidungsstück deiner Wahl aus" – wobei dabei ja nicht mehr allzu viel Auswahl war, weil ohnehin alle nur Unterwäsche trugen. Während man die Aufgabe ausführte, lief eine Sanduhr 60 Sekunden lang. Das war schon ganz lustig und recht erotisch. Aber je weiter man vorrückte in dem Spiel, umso schärfer wurden die Aufgaben. Auf einem Feld beispielsweise stand die Aufforderung zu einem Zungenkuss mit einem Mitspieler nach Wahl. Das hatte ich dann gleich dreimal: Einmal durfte ich mir jemanden aussuchen, und küsste den Mann neben mir. Und zweimal wurde ich von anderen Mitspielern ausgewählt – einmal von einem Mann und einmal von einer Frau. So ein eine Minute dauernder Zungenkuss mit einem anderen Partner ist schon eine aufregende Sache. Irgendwann waren natürlich alle nackt, und die Aufgaben wurden noch schärfer. Als ich auf das Feld kam „Dein rechter Mitspieler verwöhnt dich mit vielen kleinen Küssen über den ganzen Körper", war das in einer Minute natürlich kaum möglich. Deshalb hat er sich dann auf meine Brüste beschränkt. Und ich fands schade, als die Sanduhr so schnell durchgelaufen war. Alle wurden im Laufe des Spiels total heiß. Schließlich kam jemand ziemlich gegen Ende auf das Feld „Du wirst von allen Mitspielern verwöhnt". Bei der Aufgabe drehte dann niemand mehr die Sanduhr um, und das Spiel war in diesem Moment vergessen. Dieses gemeinsame Verwöhnen ging in ein allgemeines Durcheinander über. Wobei unsere Gastgeber später meinten, sie wären*

*noch nie so weit gekommen in dem Spiel. Meist*
*sei das alles schon viel früher in ein allgemeines*
*Poppen übergegangen. Aber ich fands spannend*
*so.*

Andere Spiele beginnen etwas softer. Bei „Swinger 2000" etwa beginnt man komplett angezogen, und es dauert eine ganze Weile, bis alle ausgezogen sind. Aber das Spiel endet meist in einer ebenso wilden Orgie wie „Tschakka-Tschakka" (das wir übrigens auch schon gespielt haben und es ähnlich prickelnd erlebten wie Thea). Man kann diese Spiele zu viert spielen oder eben auch mit mehr Teilnehmern. Sinnvoll ist dabei freilich, dass die Gastgeber auf die Zusammensetzung der Gruppe achten. Hat man beispielsweise eine Gruppe von vier Paaren, von denen drei bereits reichlich Swinger-Erfahrung haben und gern Partnertausch machen möchten, während das vierte Paar ganz neu in der Szene ist und außer gegenseitigem Streicheln nichts weiter mit anderen anstellen möchte, dann muss das zumindest allen anderen vorher klar sein. Ansonsten kann das bei bestimmten Aufgaben, wie sie sich im Laufe des Spiels ergeben, Irritationen auslösen – und die können die erotische Stimmung erheblich bremsen. An dem Abend, von dem uns Thea berichtete, waren aber alle auf einer Wellenlänge. Niemand hatte ein Problem damit, andere zu küssen oder auch richtigen Partnertausch zu haben.

Dass der Abend in diese Richtung gehen sollte, war auch uns klar, als wir „Tschakka-Tschakka" einmal mit insgesamt vier Paaren gespielt haben: Die Gastgeber hatten in jeder Ecke des Raumes Schälchen mit Kondomen bereitgestellt. Und die wurden später dann auch reichlich genutzt. Die Spannung während des Spiels hatte sich derart aufgebaut, dass es irgendwann ganz einfach kein Halten mehr gab und es nur noch wild durcheinander ging.

Aber natürlich gibt es auch erotische Spiele ganz anderer Art – ohne Würfel oder Spielfiguren. Wir hatten einmal ein Paar zu Gast, das als Gastgeschenk Fingerfarben mitgebracht hatte. Wir bezogen daraufhin unser Doppelbett mit einem zusätzlichen weißen Laken und bemalten gegenseitig unsere nackten Körper. Schließlich duschten wir die Farben wieder ab. Wobei Kirsten mit dem anderen Mann und Steffen mit der anderen Frau ins Bad ging – was ebenso prickelnd war wie das vorherige gegenseitige Bemalen. Und als alle wieder frisch geduscht aus dem Bad zurückkamen, fielen wir regelrecht übereinander her. Das lange, farbenfrohe Vorspiel und die Dusche mit getauschten Partnern hatte uns alle unglaublich aufgeheizt.

Während „Tschakka-Tschakka" und auch einige andere Brett- oder Kartenspiele ein langsames Hineingleiten in den Gruppensex ermöglichen, war das Bemalen mit Fingerfarben eher ein langes Vorspiel – hoch erotisch, aber ohne ernsthaften Sex. Wobei es hier natürlich auch einen fließenden Übergang hätte geben können. Das ist alles Geschmackssache. Dass so etwas sehr aufheizt, liegt auf der Hand. Und alle, die solche oder ähnliche Spiele bereits gespielt haben, berichten, dass der anschließende Sex intensiver ist als etwa Begegnungen ohne Anlaufzeit, bei denen die Partner sofort oder doch zumindest sehr schnell übereinander herfallen.

## Unser Tipp:

Für Spielabende sollte man darauf achten, dass alle Mitspieler auf einer ähnlichen Wellenlänge liegen. Sonst kann es zu Irritationen kommen.

# 18. Tauchen mit Haien:
## Blinddates und Darkdates

Es gibt in der Swingerszene aber auch Spiele ganz anderer Art. Und manche davon setzen ein nahezu grenzenloses Vertrauen in die Mitspieler voraus. Bei Spielen dieser Art kommen gern Augenbinden oder Fesseln zum Einsatz. Von einem solchen Blinddate der besonderen Art erzählte uns Markus, der mit seiner Freundin Janina (beide Ende 30) zu einem privaten Treffen gegangen war:

*Janina wusste nur, dass wir uns mit drei weiteren Paaren treffen würden. Sie wusste nicht wo, und vor allem wusste sie nicht, wer die anderen sein würden. Das erhöhte für sie den Reiz ganz erheblich. Das Treffen fand in einem anonymen Hochhaus statt. Als wir vor der Wohnungstür standen, drückte ich noch nicht auf die Klingel, sondern zog ein Tuch aus der Tasche und verband Janina die Augen. Erst dann klingelte ich, und der Gastgeber öffnete die Tür. Wir waren die Letzten, und die anderen drei Frauen saßen bereits mit verbundenen Augen Rücken an Rücken auf einem kleinen, quadratischen Couchtisch. Nur ein Platz war noch frei, und zu dem führte ich nun Janina. Wie wir vorher abgesprochen hatten, sagte niemand ein Wort. Die Frauen sahen nichts und hörten lediglich unsere Bewegungsgeräusche. Dann begannen wir, sie ganz langsam auszuziehen – wobei wir darauf achteten, dass keine Augenbinde verrutschte. Allerdings machten wir es nicht so, dass ein Mann eine Frau auszog, sondern wir wechselten mehrfach durch. Ich streifte einer Frau die Bluse ab, dann wechselte ich zur nächsten Frau und half ihr aus dem Rock, und so weiter. Keine von ihnen sollte wissen, wer gerade vor ihnen stand. Wir Männer hatten uns vorher sogar darauf geeinigt, den gleichen Duft aufzulegen, damit sie uns nicht so leicht erkennen konnten. Als sie alle nackt waren, zogen auch wir uns aus. Dann begannen wir, die Frauen, die immer noch Rücken an Rücken auf dem kleinen Tisch saßen, zu streicheln. Zunächst nur mit Federn und Tüchern. Es war spannend zu beobachten, wie extrem empfindlich sie alle vier auf die kleinste Berührung reagierten. Natürlich ist es dabei nicht geblieben, und irgendwann ist das alles in eine wilde Orgie mit viel Tauschen übergegangen. Ich habe dabei auch mit Janina gepoppt – und habe mir trotzdem ein Kondom übergezogen, um mich nicht zu verraten. Ich fand es unglaublich erregend, sie sozusagen anonym zu nehmen. Später haben die Frauen dann aber ihre Augenbinden abgenommen. Irgendwann wollten sie schließlich doch wissen, wer alles dabei war.*

Solche Blinddates, bei denen die Mitspieler zum Teil gar nicht wissen, mit wem sie Sex haben, nennt man in der Szene auch Darkdates (nicht zu verwechseln mit den manchmal ebenfalls so bezeichneten Treffen der schwarzen Szene). Natürlich war das Erlebnis von Janina und Markus eine aufregende Gruppensex-Party. Aber darüber hinaus hatte das Ganze den Zusatzkick für die anwesenden Frauen, nicht zu wissen, wer sie berührt. Das gab ihnen ein Gefühl von Ausgeliefertsein. Und den Männern gab es ein gewisses Gefühl von Macht. Das sind Spiele, die gern von Menschen mit devoter, beziehungsweise dominanter Ader gespielt werden. Janina berichtete mit leuchten Augen, wie aufregend sie es empfunden hatte, „benutzt" zu werden. Bei dieser Vokabel werden viele Frauen zusammenzucken und innerlich Abstand nehmen. Es gibt aber auch Frauen, die so etwas gerade hoch spannend empfinden. Janina und die anderen drei Frauen dieses Darkdates gehörten auf jeden Fall dazu. Ansonsten hätten sie ein solches Spiel kaum spielen können.

Für beide Partner hat so etwas noch einen anderen Aspekt: Es ist ein gigantischer Vertrauenstest. Janina hat verbundene Augen und weiß weder, mit wem sie es zu tun hat noch, was im nächsten Moment passiert. Sie liefert sich aus, gibt die Kontrolle ab und muss sich vollkommen darauf verlassen, dass Markus auf sie aufpasst. Und sie muss sich darauf verlassen, dass er die richtigen Mitspieler ausgewählt hat. Wenn bei solchen Spielen Vertrauen enttäuscht oder gar missbraucht wird, dann kann das die Beziehung aufs Spiel setzen. Erleben beide Partner aber solche Spiele als aufregend und stimmig, dann kann das ein Paar noch enger zusammenschweißen. Für eine Beziehung ist das ein ähnliches Erlebnis wie für manche Menschen

Bungee Jumping oder Tauchen mit Haien. Es ist der pure Adrenalinstoß.

Janina erzählte, dass sie an dem Abend die Kontrolle völlig an Markus abgeben konnte und wusste, dass er auf sie aufpassen würde – was er natürlich auch tat (bis hin zum Kontrollblick, ob der Mann zwischen Janinas Beinen auch tatsächlich ein Kondom übergezogen hatte und der nächste Herr beim Wechsel der Frauen auch ein frisches Kondom nahm). Zudem hatte Markus vor diesem Abend alle drei anderen Männer persönlich getroffen und hatte das gute Gefühl, dass es die richtigen Mitspieler sein würden. Aber das wusste Janina vor dem Treffen natürlich nicht. Sie hatte sich ihm – im wahrsten Sinne des Wortes – blind anvertraut. Als sie nach dem Treffen während der Heimfahrt im Auto saßen, so erzählt Janina, machte sich in ihr ein tiefes Gefühl der Geborgenheit breit. Sie wusste, dass sie bei Markus gut aufgehoben war.

Manche Darkdates können trotz geringerer Zahl der Mitspieler auch noch weit heftiger sein. Ricarda und Oliver, ein Paar von Anfang/Mitte 40, berichteten uns von einem solchen Treffen in einem Hotel: Ricarda hat das so erlebt:

> Ich hatte keine Ahnung, wer da auf uns zukommen würde. Oliver hatte die Verabredung getroffen, und für mich war das Unbekannte der besondere Reiz an der Sache. Wir gingen auf unser Zimmer, ich zog mich nackt aus, ließ mir von Oliver die Augen verbinden, legte mich aufs Bett

*und wartete ab. Oliver verließ den Raum und es passierte eine ganze Weile gar nichts. Keine Ahnung wie lange ich da lag und wartete. Irgendwann ging dann endlich die Tür auf, und jemand betrat wortlos das Zimmer. Ich hörte Geräusche und wusste, dass sich dieser Jemand auszog. Kurz danach spürte ich Hände auf meinem Körper und dann auch Lippen. Die Verabredung war, dass ich die ganze Zeit über die Augen verbunden behalten sollte und niemand etwas sagen würde. Der fremde Mann war sehr einfühlsam und verwöhnte mich mit Händen und Lippen. Erst als er in mich eindrang, wurde er etwas heftiger und fordernder. Und nachdem er gekommen war, stand er auf, zog sich an, und verließ wortlos das Zimmer. Das war ein unglaubliches Erlebnis. Ich habe schließlich die Augenbinde abgenommen, mich ins Bett gekuschelt und auf Oliver gewartet. Aber es dauerte noch eine ganze Weile, bis er wieder bei mir war. Er roch nach Sex und dem Parfum einer anderen Frau.*

Darkdates dieser Art erfordern noch mehr Vertrauen – dem Fremden gegenüber, aber auch dem eigenen Partner gegenüber. Denn Oliver war es, der den fremden Mann ausgesucht hatte, und Ricarda musste darauf vertrauen, dass er nicht danebengegriffen hatte. Genau wie Markus hatte auch Oliver den Mann des anderen Paares vorab getroffen und sich in einem Bistro sehr lange mit ihm unterhalten. Dabei hatten die beiden Männer auch über Vorlieben und Abneigungen gesprochen. So hätte Oliver die andere Frau auch gern anal genommen, wusste aber, dass sie das nicht mochte – und unterließ bei seinem Besuch in ihrem Zimmer einen entsprechenden Versuch. Wobei er schmunzelnd einräumte, dass ihm das durchaus nicht leicht gefallen sei.

Auch diese Variante des Darkdates ist noch steigerbar. Uns haben Paare berichtet, dass sie ein solches Date im Hotel hatten – mit dem Unterschied, dass die Frauen nicht nur die Augen verbunden hatten, sondern zudem ans Bett gefesselt waren. Das allerdings ist eine Variante, von der wir eher abraten würden, weil dabei die Frau einem fremden Mann vollständig ausgeliefert ist und nicht die kleinste Chance hätte sich zu wehren, falls etwas schief läuft. Und das ist nie ausgeschlossen. Denn letztlich weiß man bei solchen Verabredungen, die meist über das Internet getroffen werden, eben doch nicht, mit wem man es zu tun hat. Niemand kann einem anderen Menschen in den Kopf schauen und nach einer ersten Begegnung wissen, wie der andere tickt. Auch wenn die beiden Männer vorab noch so lange im Bistro zusammengesessen haben – was keineswegs immer der Fall ist.

Blinddates und Darkdates gibt es in den verschiedensten Variationen. Ein Paar hat uns einmal von einem privaten Treffen mehrerer Paare erzählt, das zunächst begann wie ein ganz normales Abendessen im Freundeskreis. Man saß zusammen, aß und trank und redete, so dass alle miteinander warm werden konnten. Aber dann wurde das Ganze doch zu einer Art von Darkdate.

Irgendwann nämlich wurden Lose in zwei Schalen geworfen. Jede Nummer (die sich dann an der Tür eines Zimmers in dem großen Haus wiederfand) gab es in beiden Schälchen. Aus einer Schale zogen die Frauen, aus der anderen anschließend die Männer einen Zettel – und niemand verriet, welches Zimmer er gezogen hatte. Dann verließen zunächst alle Frauen den Wohnraum, und ein paar Minuten später folgten ihnen die Männer. Die Frauen hatten sich in der Zwischenzeit in den abgedunkelten Räumen ausgezogen (zumindest so weit sie dies wollten) und sich die Augen verbunden. Niemand wusste, wer ihm begegnen würde. Die (sehenden) Männer waren natürlich trotz des schwachen Lichtes im Vorteil – aber gerade diese Spielregel erhöhte für die Frauen den Reiz. Es war kein völlig Unbekannter, der da zu ihnen ins Zimmer kam – immerhin hatten sie mit allen Männern zuvor gegessen und geplaudert. Aber sie wussten nicht, welcher der Herren es war. Und diese Ungewissheit erhöhte den Reiz während des Liebesspiels ungemein. Alle, so erzählte man uns, hätten später von der aufregenden Spannung berichtet, die sie beim Sex erlebt hätten. Für die Frauen seien bereits die wenigen Minuten des Wartens auf einen unbekannten Mann höchst aufregend gewesen, weil jeder der Damen natürlich in Gedanken spekuliert hatte, wer da wohl gleich zu ihnen kommen würde. Nur ein Paar war von dem Abend etwas enttäuscht – weil sich die beiden den eigenen Partner zugelost hatten.

Eine Einladung zu einem etwas softeren Blinddate erhielten wir einmal von einem Paar aus München, wo wir für ein paar Tage zu einem Städteurlaub waren (und das vorher im Veranstaltungskalender eines Swingerforums kundgetan hatten). Das Treffen fand in einer sehr schönen Hotellounge statt, es waren etwa 20 Paare anwesend, die der Einladung gefolgt waren.

Dieses Treffen war allein zum Kennenlernen gedacht. Kein Fummeln, kein Anfassen oder dergleichen, sondern ausschließlich Smalltalk und Flirt waren angesagt. Immerhin bewegte sich diese Swingerrunde in der Öffentlichkeit – und verhielt sich entsprechend gesittet. Es war um elegante Kleidung gebeten worden, und der Abend verlief bei Häppchen und Sekt angenehm und anregend. Wir unterhielten uns mit mehreren Paaren auf einem durchaus angenehmen Niveau. Gegen 23 Uhr löste sich die Runde dann so allmählich auf – und so war es auch geplant gewesen: Als Kennenlernrunde mit der Möglichkeit, sich anschließend zurückzuziehen – mit wem und wohin und wofür auch immer. Wir hatten uns darauf eingestellt, gegebenenfalls ein Paar mit zu uns in unser Hotel zu nehmen. Aber wir hatten das Glück, ein Münchener Paar kennenzulernen, das uns an diesem Abend gern noch seine Wohnung zeigen wollte. So verbrachten wir nach dem Blinddate im Hotel eine heiße Nacht zu viert im Schlafzimmer der beiden. Wie wir später durch Mails der anderen Teilnehmer dieses Dates im Hotel erfuhren, waren nur wenige Paare allein wieder gegangen. Einige aber schon. Solche

Treffen sind wie Besuche im Swingerclub oder Forrest Gumps berühmte Pralinenschachtel: Man weiß nie, was man bekommt.

Unser Tipp:

Spiele mit Augenbinden und Fesseln können der pure Adrenalinstoß sein. Aber man sollte die Mitspieler sehr sorgfältig aussuchen.

## 19. Gemeinsam in fremden Betten: Das Date im Hotel

Eine besondere Form privater Dates ist das Treffen im Hotel. Manchmal begegnet man im Internet einem Paar, bei dem alles super zu passen scheint, ein gemeinsamer webcam-chat macht viel Lust auf ein reales Treffen – aber die beiden haben einen großen Nachteil: Sie wohnen am Ende der Welt. Eine Lösung ist da manchmal ein Treffen auf halbem Weg in einem netten Wellness-Hotel.

Unser erstes Treffen dieser Art war allerdings eine Enttäuschung. Obwohl die beiden vom Profil her gut zu uns zu passen schienen, kam bei unserem Treffen an jenem Samstagnachmittag in einem Kölner Hotel nicht das geringste Britzeln auf. Auch die Unterhaltung war eher mühsam, die Wellenlänge stimmte nicht. Es hatte ganz einfach keinen Zweck. Nun hatten wir alle vier im Hotel eingecheckt und hatten uns auf ein kleines Wochenende in der fremden Stadt eingestellt. Aber was solls: Als uns klar war, dass wir mit den beiden keinen Sex haben würden, haben wir ihnen das ganz offen gesagt, sind freundlich unserer Wege gegangen – und haben mit Stadtbummel und nettem Abendessen einen anregenden Abend zu zweit verbracht. Mit so etwas muss man rechnen, wenn man ein fremdes Paar trifft. Das ist für uns keine Katastrophe, denn wir zwei genießen schließlich auch die Zeit, die wir ausschließlich miteinander verbringen – auch wenn wir für dieses Wochenende eigentlich etwas anderes angedacht hatten. Von solchen Erlebnissen darf man sich nicht abschrecken lassen.

Das haben wir auch nicht. Unsere zweite Verabredung fand in einem Hotel im hessischen Bergland statt – und verlief vollkommen anders. Schon die Begrüßung am Samstagmittag in der Hotellobby fiel ausgesprochen herzlich aus, jeder umarmte jeden, und es war auf Anhieb viel Sympathie zwischen allen Beteiligten vorhanden. Wir machten anschließend einen gemeinsamen Bummel durch das kleine Städtchen, führten anregende Gespräche über Stadtgeschichte und Kunstepochen und ließen uns irgendwann am Nachmittag in einem Cafe nieder, wo wir in aller Ruhe Latte Macchiato tranken und Schokoladenkuchen aßen. Nach der Rückkehr ins Hotel erkundigten wir uns beim Empfang nach der hoteleigenen Sauna, wo wir uns dann eine halbe Stunde später wieder trafen.

Leider waren wir dort nicht völlig allein, aber dieser gemeinsame Saunagang hatte doch schon etwas mehr Prickeln als der Stadtbummel. Immer wieder kam es zu mehr oder weniger zufälligen Berührungen fremder Körper – beim Schwitzen, unter der Dusche, im Whirlpool. In diesen Stunden im Saunabereich baute sich eine leicht erotische Atmosphäre auf, die wir alle genossen. Allein schon, die anderen nackt zu erleben, und in der (eher kleinen) Saunakabine zeitweise sehr sanften Hautkontakt zu haben, schuf eine ganz besondere Spannung, die sich aber noch längst nicht entladen sollte.

Die wurde dann durch das anschließende Abendessen weiter aufgebaut. Dazu hatten wir uns alle ein wenig in Schale geschmissen – die Frauen im Minikleid, die Männer immerhin in Stoffhose und Sakko. Aber auch damit sollte das ausgedehnte Vorspiel noch nicht zu Ende sein. Nach dem Abendessen folgte ein Gang in die Hotelbar, wo wir uns um einen kleinen runden Tisch bei gedämpftem Licht versammelten. Hier wurden dann zum ersten Mal aus den scheinbar zufälligen ganz bewusste Berührungen. Als Steffen eine Hand auf Kirstens Bein legte, bemerkte er, dass der andere Mann seine Hand bereits auf Kirstens anderem Bein liegen hatte. Und die nippte seelenruhig an ihrem Tequila Sunrise und tat so, als würde sie die beiden Männerhände gar nicht bemerken, die sich da unter ihr Kleid schoben. Allzu viel Zeit haben wir in der Hotelbar dann allerdings nicht mehr verbracht, sondern sind kurz darauf gemeinsam auf unser Zimmer gegangen – wo wir uns dann ziemlich zügig jeglicher Kleidung entledigten und regelrecht übereinander herfielen. Erst mitten in der Nacht und nach ausgesprochen heißem Sex verließen uns die beiden und zogen sich in ihr eigenes Zimmer zurück. Irgendwann war die Müdigkeit einfach zu groß. Als wir uns am Vormittag zum Frühstück wiedertrafen, war die Vertrautheit der Nacht noch immer da, und wir genossen ganz einfach die Gesellschaft der beiden.

Wir haben dieses (und später auch noch ähnliche) Treffen in ausgesprochen guter Erinnerung. Vermutlich deshalb, weil sich ganz langsam über den Tag hinweg eine erotische Spannung unter den Beteiligten aufbauen konnte. Stadtbummel, Cafe, Sauna, Abendessen, Hotelbar – das waren alles Teile eines langen Vorspiels, die wir jedes für sich sehr genossen haben. Dass wir mit den beiden dann zu später Stunde im Hotelzimmer auch noch Sex hatten, ergab sich irgendwann zwar fast von selbst, war aber irgendwie nur noch das i-Tüpfelchen auf einem insgesamt sehr runden Erlebnis. Wir mögen (auch außerhalb des Hotels) Treffen mit langen Vorspielen, weil das Nähe aufbaut, die später zu einem weitaus vertrauteren und intimeren Sexspiel führt, als das bei zufälligen Begegnungen etwa im Club möglich ist. Vor allem Kirsten kann sich weit besser fallen lassen, wenn vor dem Sex bereits viel Nähe entstanden ist. Und wir wissen, dass das auch vielen anderen Frauen so geht. Die meisten Männer sind da etwas abgebrühter. Gleichwohl genießt auch Steffen ein langsames Herantasten.

Andere Paare nutzen hingegen die anonyme Atmosphäre eines Hotels zu ganz anderen Begegnungen. Von einem solchen Treffen erzählten uns Mara und Lukas, ein Paar in den Dreißigern. Lukas schildert dieses Treffen so:

*Wir hatten uns mit einem Paar verabredet, das eigentlich gar nicht so weit entfernt wohnte. Aber uns reizte der Gedanke an ein Treffen im Hotel. Wir trafen die beiden zum Abendessen, haben uns dabei viel Zeit genommen, um miteinander warm zu werden, und schließlich gingen wir auf unsere*

*Zimmer: Mara mit dem anderen Mann zu uns und ich mit der anderen Frau auf deren Zimmer. Wir verbrachten in getrennten Zimmern eine heiße Nacht, und zum Frühstück trafen wir uns zu viert wieder. Das Prickelnde an diesem Date war, dass ich mich voll und ganz auf die andere Frau konzentrieren konnte. Ich hatte den anderen Mann kennengelernt und hatte dadurch das gute Gefühl, dass Mara da in guten Händen war. Buchstäblich. Außerdem wusste ich, dass sie den Mann unbedingt wollte. Damit konnte ich gut loslassen.*

Das ist natürlich auch eine Variante – wenn man denn Partnertausch in getrennten Räumen mag (was nicht bei allen Paaren der Fall ist). Verabredungen dieser Art sind gar nicht so selten. Wobei es den meisten Paaren wichtig ist, sich vor dem Zimmer- und Partnertausch gut kennengelernt zu haben – so gut das eben im Laufe eines Abends oder Abendessens möglich ist. Allerdings gibt es hier auch ganz andere Varianten. Dazu aber mehr in Kapitel 20.

Hoteldates müssen nicht unbedingt nur zu viert sein. In den Internetforen gibt es immer wieder Einladungen zu Hotel-Partys. Das klingt dann beispielsweise so:

*Es ist wieder so weit: Am 14. September starten wir in einem Luxus-Hotel bei München. Wir treffen uns um 21 Uhr in der Lounge auf ein paar*

*Drinks. Wer will, kann dann in der angemieteten*
*Suite (120 Quadratmeter) weitermachen – womit*
*auch immer.*

Zu solchen Treffen kommen dann so etwa zehn bis zwanzig Paare oder manchmal auch noch einige Einzelpersonen – je nach Absprache und Art des Events. Das wird im Vorfeld normalerweise klar abgesprochen. Natürlich müssen sich alle an den Kosten per Umlage beteiligen und für ihr eigenes Zimmer sorgen, sofern sie nicht in der Nacht wieder nach Haus fahren. Prickelnd an solchen Treffen ist meist schon das Treffen in der Lounge. Vorausgesetzt wird (je nach Art des Hotels) ein gepflegtes Outfit – elegant, sexy, aber kein Cluboutfit. Man ist schließlich noch immer in der Öffentlichkeit. Und manchen macht dabei allein schon der Gedanke heiß, dass wohl keiner der anderen Hotelgäste auch nur ahnt, welche Gruppe sich da zum Sektempfang zusammengefunden hat – und dass vielleicht die ein oder andere Dame keinen Slip unter ihrem Minikleid trägt.

Die Kleiderordnung ändert sich dann natürlich sehr schnell, wenn die Gruppe in die Suite gewechselt ist. Nach der Aufwärmphase in der Lobby geht es dann meist sehr schnell zur Sache, und es folgt eine Gruppensex-Party in allen Zimmern der Suite, die sich meist bis tief in die Nacht hinzieht. Und kaum ein anderer Gast dürfte ahnen, was sich da abspielt – es sei denn, die Räume sind hellhörig. Eine gewisse Idee, dass hier vielleicht eine sehr besondere Nacht stattgefunden hat, könnte allenfalls die Putzfrau am nächs-

ten Tag bekommen – falls ihr beim Leeren der Mülleimer die ungewöhnlich große Zahl der Kondome
auffallen sollte.

---

Unser Tipp:

Wenn man sich im Hotel verabredet,
sollte man etwas mehr Geld investieren
und ein schönes Hotel mit einem
angenehmen Ambiente aussuchen.
Und man sollte Zeit mitbringen.

---

## 20. Räumchen wechsel dich: Partnertausch an getrennten Orten

Wir gehören zu jenen Swingerpaaren, die normalerweise gemeinsam losziehen und bei allen
Aktionen zusammenbleiben (obwohl es da auch
schon Ausnahmen gegeben hat). Wenn wir Partnertausch machen, ist der eigene Partner meist dabei. Das
ist uns wichtig, und das macht uns an. Der Reiz beim
Swingen liegt bei uns nicht ausschließlich im Spüren
fremder Haut, sondern auch darin, den eigenen Partner beim Sex mit einem fremden Menschen zu erleben. Das geht sehr vielen anderen Swingerpaaren
ebenso.

Es gibt aber auch Paare, die das ganz anders sehen.
Für sie liegt der Kick gerade im getrennten Partnertausch. Mara und Lukas (siehe Kapitel 19) hatten sich
mit einem anderen Paar zum Partnertausch in getrennten Räumen in einem Hotel verabredet. Für die
beiden ging es vor allem darum, jemand anderen zu
spüren – und zwar ganz bewusst ohne gleichzeitig
auf den eigenen Partner zu achten. In getrennten Hotelzimmern ist der tatsächlich relativ weit voneinander entfernt. Manche Paare, die Partnertausch in getrennten Räumen machen, wollen es zwar getrennt,
aber dennoch gern ein bisschen näher. Von einem
solchen Erlebnis erzählte uns Norbert, der mit seiner
Frau Tatjana (beide Mitte 40) diese Vorliebe entwickelt hat.

*Wir hatten uns mit einem Paar verabredet, das ebenso wie wir gern Partnertausch in getrennten Räumen macht. Wir trafen uns mit den beiden in einem Bistro in der Nähe unserer Wohnung und gingen dann später zu uns. Ein gemeinsames Glas Wein im Wohnzimmer, dann stand Tatjana auf, nahm den anderen Mann an die Hand und verschwand mit ihm im Schlafzimmer – während ich mit der anderen Frau im Wohnzimmer zurückblieb. Nach einer Weile hörten wir eindeutige Geräusche aus dem Schlafzimmer und mussten grinsen. Ich wusste ja, dass Tatjana beim Sex manchmal richtig laut wurde. Die Geräusche machten uns zusätzlich an. Und auch die Frau, mit der ich es in diesem Moment auf dem Sofa trieb, wurde zunehmend lauter, was die beiden im Schlafzimmer natürlich auch hören mussten. Ich sah meine Frau zwar nicht, aber ich hörte sie. Das war sehr heiß.*

Beim Partnertausch in getrennten Räumen ist das sozusagen der Klassiker: Man separiert sich zwar, bleibt aber zumindest in Hörweite. Beim Hoteldate ist man da schon ein Stück weiter entfernt (wenn es sich nicht gerade um zwei nebeneinander liegende Zimmer mit Verbindungstür handelt). Es geht aber auch noch weiter – deutlich weiter sogar. Manche Paare tauschen die Partner in getrennten Wohnungen, manchmal sogar für mehrere Tage. Tatjana und Norbert haben so etwas schon gemacht – allerdings nicht mit einem völlig unbekannten Paar (was nach unserer

Meinung wohl auch ein gewisses Risiko darstellen würde – man weiß letztlich nie, an wen man gerät). Tatjana hat dieses Abenteuer so erlebt:

*Norbert und ich sind seit über 20 Jahren ein Paar. So sehr wir uns lieben, manchmal wünscht man sich dann doch, noch einmal dieses Prickeln des Anfangs neu zu erleben. Mit einem Paar, mit dem wir uns schon mehrfach getroffen hatten, haben wir dann beschlossen, dass wir für ein Wochenende die Partner tauschen. Ich bin mit dem anderen Mann an die Ostsee gefahren, die andere Frau kam zu uns nach Haus, wo Norbert auf sie wartete. Auch wenn ich mit dem Mann bei früheren Treffen ja schon mehrfach geschlafen hatte, war dieses Treffen in einem Urlaubshotel etwas ganz anderes. Wir haben Spaziergänge am Strand gemacht, haben uns dabei lange unterhalten, sind in die Sauna gegangen, haben nett zu Abend gegessen – und hatten viel Sex. Und zwar Sex von der romantisch-zärtlichen Sorte. Natürlich haben wir auch über seine Frau und über Norbert gesprochen, das aber eher am Rande. Dieses Wochenende gehörte uns, und ich fands toll, dass wir uns ganz auf uns konzentrieren konnten. Das hatte alles tatsächlich wieder etwas von dem Zauber, den man nur am Beginn einer neuen Beziehung erlebt. Natürlich war das hier keine neue Beziehung, und keiner von uns stellte infrage, was ihn mit seinem Partner verband. Aber dieses ganz besondere Herzklopfen war da. Und das war einfach toll. Als ich dann am Sonntagnachmittag nach Haus kam, sind Norbert und ich regelrecht übereinander hergefallen, und wir hatten wundervollen Sex miteinander. Und dann haben wir uns gegenseitig erzählt, was wir an diesem Wochenende so alles erlebt hatten.*

So sehr einige Paare auch den Sex in getrennten Räumen schätzen – im Kopf wollen die meisten dann doch irgendwie am Liebesspiel des eigenen Partners beteiligt werden – zumindest im Nachhinein. Jedenfalls haben uns die meisten Paare, mit denen wir über diese Vorliebe gesprochen haben, erzählt, dass sie nachträglich wissen wollen, was so alles gelaufen ist. Auch in den Internetforen wird das ähnlich geschildert. Das hat nichts mit Kontrolle oder Eifersucht zu tun, sondern vielmehr mit Kopfkino. So wie es uns und auch die meisten anderen Swingerpaare extrem anmacht, den eigenen Partner mit einem anderen Menschen zu erleben, so erregt es diese Paare, einen Bericht vom Geschehen zu bekommen. Es ist eben doch immer ein großer Unterschied, ob es um Sex zwischen irgendwelchen fremden Menschen geht oder um das, was der eigene Partner erlebt. Allerdings haben wir auch schon vom Gegenteil gehört: Partnertausch in getrennten Räumen – aber was dort passiert, behält jeder für sich. Das ist sicher Geschmackssache.

Für manche Paare liegt der Reiz weniger im getrennten Sex als vielmehr im getrennten Flirt. Pia und Silvio (beide Anfang 30) sind ein Paar, das immer mal wieder andere Swinger trifft und dann vor allem auf das Kennenlernen viel Wert legt – und dafür gern für ein paar Stunden getrennte Wege geht. Pia erzählte uns von einem solchen Treffen:

*Wir trafen die beiden am späten Samstagnachmittag in einem Bistro, tranken zusammen einen Kaffee und stellten fest, dass sie durchaus für uns infrage kamen. Wir verließen dann das Bistro getrennt: Silvio mit der anderen Frau und ich mit dem anderen Mann. Die Verabredung war: kein getrennter Sex und ein erneutes Treffen um Mitternacht – entweder in dem Bistro oder aber bei uns in der Wohnung. Das wollten wir uns per SMS mitteilen. Je nachdem sollte das die Chiffre dafür sein, ob mehr passieren sollte oder nicht. Der andere Mann lud mich zum Abendessen ein und war ausgesprochen charmant. Wir haben uns tief in die Augen gesehen und viel gelacht. Und natürlich hab ich bemerkt, dass er auch immer wieder auf meinen Busen geschielt hat. Wir haben dann nach dem Abendessen einen Spaziergang durch die abendliche Stadt gemacht und haben viel geredet. Gegen zehn standen wir vor einer Disko, die gerade begann, sich zu füllen. Also sind wir auch rein und haben ein bisschen getanzt – und wieder tiefe Blicke ausgetauscht. Das war schon sehr prickelnd. So gegen halb zwölf saßen wir an der Bar, der Mann schaute auf seine Uhr – und dann fragend in meine Augen. Das war beinahe ein bisschen schade, ich hätte hier*

*gern noch mehr Zeit mit ihm verbracht. Irgend-*
*wie waren wir gerade richtig warm geworden*
*miteinander. Aber natürlich wollte ich mich an*
*die Verabredung halten, und so schickte ich eine*
*SMS an Silvio: „Bistro oder Wohnung?" Die*
*Antwort-SMS kam umgehend: „Wohnung!" Al-*
*so machten wir uns auf den Weg und waren vor*
*den beiden anderen da. Als Silvio mit der anderen*
*Frau ein paar Minuten später eintraf, gab es kein*
*Halten mehr. Kein Getränk, kein Smalltalk, son-*
*dern heißer Sex: Silvio mit der anderen Frau und*
*ich mit ihrem Mann. Aber alle vier gemeinsam in*
*unserem Schlafzimmer. Wir haben die beiden*
*dann eingeladen, auch den Rest der Nacht bei uns*
*zu verbringen. Wir haben das Schlafsofa im*
*Wohnzimmer ausgeklappt, auf dem dann aller-*
*dings nicht die zwei übernachtet haben, sondern*
*Silvio mit der anderen Frau. Der andere Mann*
*und ich haben uns ins Schlafzimmer verzogen.*

Für viele Paare liegt der Reiz bei getrennten Räumen in dem Prickeln, das an den Beginn einer Beziehung erinnert. Dieses Prickeln wollen viele gern einmal wieder erleben. Im klassischen Denken ist das
allerdings nicht möglich, ohne die bestehende Beziehung zu gefährden. Wem die wertvoll ist, muss daher
auf diesen Zauber verzichten – es sei denn man findet
gemeinsam eine Möglichkeit jenseits des klassischen
Beziehungsdenkens. Sex in getrennten Räumen geht
in diese Richtung. Der Flirt an getrennten Orten, wie
Pia und Silvio das gemacht haben, löst bei vielen aber

ein noch viel stärkeres Prickeln aus – auch ohne anschließenden Sex in getrennten Räumen. Falls es den dann auch noch gibt, erleben das viele wie das i-Tüpfelchen. Pia erzählte uns jedenfalls, dass sie den Sex in getrennten Räumen vermutlich nicht so intensiv erlebt hätte, wenn sie nicht am Abend zuvor mit dem anderen Mann flirtend unterwegs gewesen wäre. Und auch Tatjana und Norbert erzählten, dass das Entscheidende an dem getrennten Wochenende der Flirt gewesen sei.

Einen getrennten Flirt-Abend mit einem anderen Paar haben auch wir schon erlebt – allerdings mit einem Paar, das wir ein paar Wochen zuvor schon flüchtig in einem Swingerclub kennengelernt hatten. An jenem Abend haben wir das intensivere Kennenlernen dann gewissermaßen nachgeholt – auf eine ganz ähnliche Weise wie Pia und Silvio. Und wir können bestätigen: Ein getrennter Flirt ist eine aufregende Sache. Wie an Spielabenden kann auch hier der Weg das Ziel sein – auch wenn man normalerweise im Anschluss noch gemeinsamen oder getrennten Sex hat.

Pia und Silvio sind überhaupt ein sehr experimentierfreudiges Paar. An sich lieben sie auch eher den Sex zu viert, aber sie probieren doch auch gern mal etwas anderes aus. Ein Club-Abenteuer der etwas anderen Art erlebte Silvio so:

*Es war eine spontane Idee, als wir im Club an der Bar saßen. Es war ein großer Club, und es war voll. Ich weiß gar nicht mehr, wer die Idee eigent-*

lich hatte, irgendwie haben wir sie wohl gemeinsam entwickelt: Was würden wir erleben, wenn wir hier jeder für sich durch den Club streifen? Bisher waren wir im Swingerclub immer zusammengeblieben, zumindest immer in Sichtweite. An dem Abend haben wir dann beschlossen, es mal anders zu versuchen – allerdings für eine begrenzte Zeit: Nach einer Stunde wollten wir uns wieder an der Bar treffen. Ich ließ Pia den Vortritt, wartete ein paar Minuten und zog dann auch los. Ich schaute durch die Gucklöcher in verschiedene Räume. Es war einiges los auf den Spielwiesen, und vieles war auch geil anzusehen. Aber mich irgendwo einzumischen hat mich nicht so richtig gereizt. Doch dann habe ich Pia gesehen, die in einer halbdunklen Ecke zwischen zwei Männern stand, die sie beide befummelten. Ich war komplett im Dunkel, so dass sie mich nicht sehen konnte. Offensichtlich hat sie sehr genossen, was da passierte. Ich kenne ihren Gesichtsausdruck ziemlich gut, wenn sie heiß ist, und da war sie heiß. Und die beiden haben sie nicht nur befummelt. Ich hab mir das die ganze Zeit angesehen und bin wahnsinnig geil geworden. Fast hätte ich mich mit eingemischt, aber ich wollte mich an unsere Verabredung halten und bin irgendwann wieder davongeschlichen. Als wir uns dann an der Bar wiedergetroffen haben, hat sie mir erzählt, was sie erlebt hatte – und war verblüfft zu hören, dass ich sie beobachtet hatte. Eigentlich hatte sie erwartet, dass ich mich anderweitig vergnügen würde. Aber als ich ihr gesagt *habe, dass mich nichts mehr anmachen konnte als dieser Anblick meiner Frau zwischen zwei fremden Männern, hat sie mich verliebt angesehen wie lange nicht mehr. Und dann mussten wir uns schnell ein abschließbares Separee suchen.*

Silvio hatte an diesem Abend eine Erkenntnis: Trotz aller Gruppensex-Szenen, die er auf seinem Streifzug gesehen hatte, hatte ihn nichts auch nur im Entferntesten so angemacht wie der Sex, den seine eigene Frau hatte. Diese Erkenntnis, so beschreiben es beide im Nachhinein, hat sie einander noch näher gebracht. Pia und Silvio haben auch danach noch Swinger-Erlebnisse in getrennten Räumen gehabt – aber immer irgendwie in Reichweite. Allein die Vorstellung, dass der eigene Partner hinter der nächsten Tür mit einem fremden Menschen Sex hat, gibt ihnen einen Zusatzkick.

Das unterscheidet sie von manchen anderen Paaren, die auch von vornherein getrennt losziehen – was normalerweise nicht gleich für ein ganzes Wochenende sein muss. Häufiger ist die Variante, dass sich mal der Mann mit einer anderen Frau oder einem anderen Paar trifft, während die Frau zu Hause bleibt – und umgekehrt. Das ist in unseren Augen allerdings ein sehr abgebrühter Umgang mit Sexualität, die dadurch etwas sehr Beliebiges bekommt. Gemeinsamer Sex innerhalb der Beziehung ist das aus unserer Sicht nur noch sehr begrenzt. Deshalb wäre diese Form des Swingens nicht unser Fall – obgleich auch wir schon getrennte Erlebnisse hatten. Aber das waren Ausnahmen in ganz bestimmten Situationen, die sich manchmal ganz einfach ergeben haben. Normalerweise sind wir ein Paar, das Swingen stets als Teil der gemeinsamen Sexualität begreift.

Unser Tipp:

Für Partnertausch in getrennten Räumen sollte man sich das andere Paar vorher sehr genau anschauen. Vor allem, wenn der andere Raum nicht gleich nebenan ist.

# 21. Der Sonne entgegen: Swingen in freier Natur

Ein wenig heikel ist es ja schon. Jedenfalls wenn man nicht den richtigen Ort hat. Aber Swingen in freier Natur hat seine Fans – und das aus gutem Grund. Beim Sex die Sonne auf der nackten Haut zu spüren ist einfach wundervoll. Wir wohnen nicht allzu weit entfernt von einem Gebiet mit mehreren alten Baggerseen, deren Ufer inzwischen gut zuge-wachsen sind. Im Sommer findet man dort selbst bei bestem Wetter immer Ecken, wo man allein ist. Wir fahren da gern zu zweit hin, haben uns an diesen Teichen aber auch schon mit anderen Paaren getrof-fen. Zwar haben wir da bisher noch keinen ernsthaf-ten Sex gehabt – wohl aber viel rumgefummelt. Als Vorspiel zum Aufheizen eignet sich das hervorra-gend.

Allein das stundenlange Nacktsein in der Sonne heizt ungemein auf. Das hat auch etwas mit dem Glückshormon Serotonin zu tun, das bei Sonnenein-strahlung vermehrt gebildet wird und das die sexuel-le Lust anregt. Forscher der Bochumer Ruhr-Universität haben diese von vielen gemachte Erfah-rung auch in einer Studie belegen können: Sonne macht heiß – in jeder Hinsicht. Wenn dann noch wan-dernde Hände auf fremden Körpern hinzukommen, gibt es irgendwann kein Halten mehr. So ein Sonnen-tag am Baggersee findet fast zwangsläufig eine heiße Fortsetzung in der eigenen Wohnung, wo sich diese

Erregung dann entlädt – sofern man nicht eine derart einsame Ecke gefunden hat, in der man seine Lust an Ort und Stelle ausleben kann. Aber wir mögen auch das Spiel, die Dinge ein wenig hinauszuzögern.

FKK ist an solchen Teichen ohnehin normal. Auf den ersten Blick dürfte es niemandem ungewöhnlich erscheinen, dort vier (oder mehr) nackte Menschen zu sehen – auch wenn die vielleicht wechselweise ihre Hände wandern lassen. Solange wir nur ein wenig rumsexeln, wie das in der Szene auch gern genannt wird, kann man das alles ganz locker nehmen. Sobald ein Fremder auftaucht, kann man seine Finger ja wieder sittsam von den anderen zurückziehen und muss keinen Unbeteiligten in Verwirrung stürzen.

In der Szene verabreden sich aber auch gern Paare für ernsthafte Sextreffen an solch halböffentlichen Plätzen. Da werden dann Treffpunkte an Baggerseen oder auch einsam gelegenen Waldparkplätzen ausgemacht, wo die (oft völlig unbekannten) Paare meist umgehend zur Sache kommen. Carmen (36) und Benno (47) erzählten uns von einer solchen Begegnung:

*Wir hatten im Internet den Hinweis auf einen einsamen Parkplatz in der Lüneburger Heide entdeckt. Uns hatte schon länger der Gedanke an so ein anonymes Treffen im Freien gereizt, und so verabredeten wir uns mit einem anderen Paar dort. Als wir ankamen, warteten die beiden schon an ihrem Auto. Wir parkten neben ihnen, stiegen aus, begrüßten uns mit Umarmungen – und gingen ohne viele Worte sofort ins Fummeln über.*

*Wobei aus dem Fummeln sehr schnell auch mehr wurde. Nach ein paar Minuten hielten sich beide Frauen an einem der Autos fest und wurden von den Männern von hinten genommen. Von den jeweils anderen Männern. Danach verabschiedeten wir uns und fuhren weiter. Einige Wochen später haben wir uns auf diesem Parkplatz noch einmal verabredet, allerdings mit zwei anderen Paaren. Das Treffen dauerte etwas länger, lief aber ganz ähnlich ab. Nur dass da noch ein wenig hin- und hergetauscht wurde. Außerdem wurde bei diesem Treffen Carmens Wunsch erfüllt, einmal auf der Motorhaube liegend von einem fremden Mann genommen zu werden. Allerdings musste sie immer wieder nach Halt suchen und aufpassen, nicht herunterzurutschen. Außerdem war die Motorhaube von der Sonne ganz schön heiß, so dass diese Wunscherfüllung insgesamt etwas ernüchternd war.*

Andere Paare brauchen für solche Begegnungen nicht mal sonderlich einsam gelegene Orte. Selbst an Autobahnparkplätzen finden zuweilen solche Treffen statt. Das hat dann auch etwas mit Exhibitionismus zu tun, was wir allerdings für problematisch halten – vor allem wenn es sich um Orte handelt, an denen jederzeit Unbeteiligte auftauchen können. Aber manche Paare reizt so etwas besonders, und sie provozieren es geradezu, erwischt zu werden. Natürlich gibt es Menschen, die fasziniert stehen bleiben und zuschauen, wenn sie auf Paare treffen, die Sex miteinander haben.

Aber es gibt eben auch Menschen, die sich von so etwas gestört fühlen. Und auf die sollte man Rücksicht nehmen und ihnen nicht eine fremde Form der Sexualität aufdrängen. Etwas anderes ist es natürlich, wenn man sich etwa an einem FKK-Strand in einem Urlaubsgebiet aufhält, der dafür bekannt ist, dass Menschen dort Sex haben. Diese sogenannten Schweinchenstrände haben zuweilen das Flair eines großen Outdoor-Swingerclubs (siehe Kapitel 22).

Eine Outdoor-Variante, die wir gern mögen, ist das Treffen mit einem anderen Paar im Bistro. Wenn es Sommer ist und die Temperaturen entsprechend freundlich sind, dann zieht sich Kirsten gern sehr leicht an – etwa mit Bluse und Minirock ohne Slip und BH. In einer Ecke eines Biergartens setzt sie sich dann auch gern mal so hin, dass der andere Mann ein wenig Einblick zwischen ihre Beine bekommt. Was der dann auch meist ganz richtig als Einladung interpretiert und seine Hand auf Kirstens Bein legt. Oder auch mal unter ihren Rock wandern lässt. Solange so etwas dezent abläuft und nicht Unbeteiligten geradezu präsentiert wird, kann das sehr prickelnd sein – und ebenso wie das Sexeln am Baggersee als Einstimmung für die Fortsetzung des Treffens in der eigenen Wohnung dienen.

Für ernsthaften Sex im Freien bevorzugen wir allerdings eine Umgebung, in der wir uns wirklich ungestört fühlen. In guter Erinnerung haben wir da die Einladung eines Paares aus Bayern, das wir während eines Städteurlaubs besuchten – und das eine Wohnung mit nicht einsehbarer großer Dachterrasse hatte.

Es war Sommer, es war strahlendblauer Himmel, und es war ein nicht nur wettertechnisch heißer Tag auf dieser Dachterrasse.

Auch eine Begegnung an einem einsamen Waldsee in Schweden (siehe Kapitel 22) empfanden wir als ein außergewöhnlich prickelndes Erlebnis – auch wenn sich da nach einer Weile einige aufdringliche Ameisen eingeladen fühlten. Und große schwedische Ameisen können unangenehm sein. Aber mit solchen Nebenwirkungen muss man bei Freiluftsex rechnen. Aufregend ist es trotzdem.

---

### Unser Tipp:

Sonne auf der Haut regt die sexuelle Lust an. Ein gemeinsamer Nachmittag am Baggersee ist ein wundervoller Auftakt für einen erotischen Abend zu viert.

---

## 22. Wir sind dann mal weg:
   Swingen im Urlaub

Für viele Paare liegt es nah, ihr erotisches Hobby mit der schönsten Zeit des Jahres zu verbinden: Swingen und Urlaub. Wenn der Sommer in Sicherweite gerät, dann findet man in den Swingerforen zunehmend Postings, die auf bevorstehende Urlaube hinweisen – verbunden mit der Frage, wer denn sonst noch so am Urlaubsort sein wird. Egal ob Kroatien, Mallorca, Schwarzwald, Dänemark oder die Malediven: Swinger suchen im Urlaub gern Anschluss. An andere Swinger versteht sich.

Wir bevorzugen eigentlich Individualurlaube, in denen wir vorrangig Zweisamkeit leben – wie etwa mit dem Wohnmobil durch Skandinavien oder Wandern auf Teneriffa. Und beides ist nicht sonderlich gut geeignet für Begegnungen mit anderen Swingern. Dennoch hatten auch wir schon mehrfach Swinger-Erlebnisse im Urlaub. Und das waren immer sehr schöne und prickelnde Begegnungen.

Swingen im Urlaub hat einen großen Vorteil: Alle sind entspannt, der Alltag mit seinen zuweilen unerfreulichen Gedanken ist weit weg, man ist locker und gut gelaunt. In einer solchen Atmosphäre können sich viele Menschen anders fallen lassen. Es herrscht mehr Leichtigkeit als bei Begegnungen an den Wochenenden daheim, wo vielleicht schon ein wichtiges Montagsmeeting im Hinterkopf lauert. Außerdem kann man im Urlaub ein erotisches Erlebnis besser nachklingen lassen. Wenn wir eine besondere Begegnung mit einem anderen Paar hatten, dann läuft bei uns anschließend noch tagelang das Kopfkino, das uns die Bilder jenes Tages oder jener Nacht vor das geistige Auge zaubert. Wir fühlen uns immer wieder ein in jene Atmosphäre und reden immer wieder über das Erlebte (siehe auch Kapitel 13). An solchen Tagen ist es natürlich besonders schön, wenn wir nicht an unsere Schreibtische müssen, sondern die Zeit miteinander verbringen können. Außerdem sind wir nach solchen Begegnungen meist besonders heiß aufeinander. Und die gemeinsame Lust lässt sich im Urlaub natürlich weit besser ausleben als im Alltag daheim.

Unsere erste Swinger-Begegnung im Urlaub hatten wir beim Skilaufen. Wir hatten das Posting eines anderen Paares im Internet entdeckt, das auf seinen bevorstehenden Skiurlaub hinwies. Und da wir zur gleichen Zeit am selben Ort sein wollten, schrieben wir die beiden an. Bei unserem ersten Treffen trugen wir alle Skistiefel und waren auch sonst nicht gerade sonderlich sexy gekleidet. Wir saßen nach dem ersten Skitag an der Talstation mit Radler und Glühwein auf einer Bank in der Wintersonne und unterhielten uns – allerdings eher über Wetter und Schneequalität als über Sex und Swingerclubs. Immerhin saßen da an den langen Bierzelttischen jede Menge Leute um uns herum. Und immer, wenn unser Gespräch dann doch mal in eine etwas erotischere Richtung ging, hatten wir den Eindruck, dass es um uns herum deutlich leiser wurde und die Leute lange Ohren bekamen. Deshalb ließen wir das Thema lieber ruhen.

Und wie das so ist, wenn man länger nicht Skilaufen war: Nach dem ersten Tag ist man völlig ausgepowert. So gingen wir irgendwann unserer Wege und freuten uns nur noch aufs Abendessen und aufs Bett. Aber am zweiten Tag dauerte das Apres-Ski schon etwas länger, wir waren nicht so müde wie am Vortag, wir lachten viel und fragten die beiden, ob sie denn am nächsten Tag statt Apres-Ski Lust auf unsere Hotelsauna hätten. Sie hatten. Dem Gang in die Sauna folgten ein gemeinsames Abendessen und eine heiße Begegnung auf unserem Hotelzimmer. Und die blieb nicht die einzige während dieser Woche.

Seither haben wir mehrfach andere Swinger im Skiurlaub getroffen oder haben uns von vornherein mit Swinger-Freunden zum Skiurlaub verabredet und mit ihnen gemeinsam eine Ferienwohnung gemietet. Wenn da die richtigen Menschen zusammenkommen (und bisher hatten wir immer ein glückliches Händchen), dann kann so eine Skiwoche recht spannend sein.

Swingen und Skilaufen scheint überhaupt eine recht beliebte Kombination zu sein. Bei *augenweide.com* wird immer wieder für die „schärfste Aprés-Ski-Party der Alpen" geworben. Zweimal im Jahr wird dafür ein komplettes Hotel angemietet, das rund 200 Paaren Platz bietet, die Skiurlaub und Swingen miteinander verbinden wollen. Es ist zwar nicht so, dass das ganze Hotel dann in einen Swingerclub auf Zeit verwandelt wird, aber trotzdem herrscht in dem Hotel eine ganz besondere Atmosphäre. Sex findet vorwiegend auf den Zimmern statt – oftmals in immer neuen Konstellationen. Aber auch im Wellnessbereich und in der hoteleigenen Disko geht es deutlich frivoler zu, als das in einem Skihotel normalerweise üblich ist. Vor allem bei den männlichen Mitarbeitern dieses Hotels soll es ausgesprochen beliebt sein, gerade in dieser Woche Dienst zu tun, wie uns Anne (32) und Lars (40) erzählten. Die beiden haben schon mehrfach die „snow & fun" genannte Swingerreise mitgemacht. Dazu Anne:

*Uns geht es auch ums Skilaufen. Wir haben das beide schon als Kinder gelernt und lieben Skiurlaub. Seit wir zusammen sind, fahren wir im Winter regelmäßig in die Alpen. Seit vier Jahren sind wir Swinger. Und als wir vor drei Jahren „snow & fun" entdeckten, war uns klar, dass wir das auch mal ausprobieren mussten. Die Kombination ist einfach der Hammer. Auf bestimmten Hütten im Skigebiet trifft man mittags immer Leute von der Truppe. Und nach dem Skilaufen ist dann natürlich Sauna angesagt. Das haben wir auch früher immer schon so gehalten. Aber hier wissen wir, dass es im gesamten Wellnessbereich ausschließlich Swinger gibt. Da kommt es dann auch schon mal zu erotischen Begegnungen. Der große Treffpunkt ist immer die Disco am Abend. Da gibt es Mottopartys wie „black and white", „Oktoberfest", „antikes Rom" oder „Halloween". Ist manchmal schon ganz witzig, wie die Leute das Motto mit ihrem Outfit umsetzen. Ein bisschen gewöhnungsbedürftig ist allerdings der*

*Abend mit deutschen Schlagern der Siebziger-*
*und Achtzigerjahre. Aber schräge Musik gehört*
*zum Skilaufen ja auch auf den Hütten dazu. Und*
*außerdem müssen wir nicht jeden Abend bis zum*
*Abwinken in die Disco. Wenn wir das wollten,*
*dann könnten wir jeden Abend ein anderes Paar*
*abschleppen, mit dem wir dann geile Stunden auf*
*deren oder in unserem Zimmer verbringen. Aber*
*jeden Abend müssen wir das dann auch nicht ha-*
*ben. Wir wollen ja auch noch skilaufen am nächs-*
*ten Tag. Das ist allerdings nicht bei allen Paaren*
*so. Manche reisen völlig ohne irgendwelche Ski-*
*ausrüstung an und haben überhaupt nicht die*
*Absicht, Schnee unter die Füße zu bekommen.*
*Die vögeln eigentlich nur die ganze Zeit. Das hal-*
*ten wir anders.*

Solche Massenveranstaltungen sind in Swingerkreisen ausgesprochen beliebt. Natürlich nicht nur im Winter. Für Sonnenanbeter gibt es mittlerweile mehrere Urlaubsorte, an denen es von Swingern nur so wimmelt – ganz einfach weil sie wissen, dass sie dort auf Gleichgesinnte treffen. Denn wie in Kapitel 8 beschrieben: Swinger folgen dem Herdentrieb. Das südfranzösische Cap d'Agde ist seit Jahren so ein Ort. Hier treffen sich Swinger aus ganz Europa. Es gibt wohl nirgendwo derart viele Swingerclubs auf so engem Raum wie in Cap d'Agde.

Eigentlich ist das Cap vor allem ein sehr großes Urlaubsgebiet am Mittelmeer. Nur ein begrenzter Bereich davon ist eine FKK-Anlage – aber die zieht die

Swinger magisch an. Jedenfalls sind die meisten Menschen, die in diesem FKK-Bereich Urlaub machen, auch Swinger – allerdings nicht alle. An sich spielen sich die heißen Partys in den Clubs und den Hotelzimmern ab. Aber es gibt auch einen sogenannten Schweinchenstrand, an dem Menschen nicht nur nackt sind, sondern auch Sex haben – mit dem eigenen Partner, aber auch mit anderen. Das kommt dem Treiben in einem Swingerclub schon recht nahe – und wird von zahlreichen (vor allem männlichen) Spannern aufmerksam beobachtet. Paare, die gern weitere männliche Mitspieler suchen, werden hier fündig.

Trotz Fotografier- und Filmverbot kann man an diesem Strand allerdings nicht sicher sein, ob nicht vielleicht doch jemand sein Handy aus der Badetasche heraus heimlich mitfilmen lässt. Im Internet gibt es mittlerweile einige Videoclips, die ganz offensichtlich mit versteckter Kamera hier entstanden sind.

Allein schon deshalb würden wir in einem derart öffentlichen Umfeld niemals mitmischen. Ungefragt Filmstar werden möchten wir nicht. Manche Swinger reizen solche Strände aber besonders – vor allem Menschen, die zum Exhibitionismus neigen.

Eine ähnliche Anziehungskraft wie Cap d'Agde entwickelt seit einigen Jahren auch das kroatische Valalta – wenn auch bisher in kleinerem Maßstab. Das allerdings lockt gerade manche Swinger, denen die immer größer werdende Szene in Cap d'Agde zu unübersichtlich geworden ist. Vor allem schreckt manche, dass sich am Cap mittlerweile auch das professionelle Rotlichtmilieu immer stärker breit macht.

Wer es etwas exklusiver mag, kann auch eine Reise mit einem Kreuzfahrtschiff unternehmen – auch da können Swinger ihre Leidenschaft ausleben. Über *augenweide.com* kann man solche Fahrten buchen – und vorab sehen, welche anderen Paare sich ebenfalls angemeldet haben. Anders als das Skihotel in Österreich ist da natürlich nicht das ganze Schiff mit Swingerpaaren belegt. Die Teilnehmerzahlen schwanken zwischen zehn und hundert Paaren. Normalerweise wird eine täglich feste Uhrzeit an einer bestimmten Bar als Treffpunkt ausgemacht sowie ein bestimmtes Erkennungszeichen wie etwa schwarze Armbänder. Der Treffpunkt ist dann die Kontaktbörse – was auch immer die Paare daraus dann machen. Normalerweise lernt man sich dort in einer normalen Umgebung kennen und zieht sich später zu viert (oder mehr) in eine der Kabinen zurück. Ein beliebter Treffpunkt bei den Swingern an Bord ist tagsüber auch das FKK-Deck. Allerdings ist das nur zum Sehen und Gesehen werden. Intimitäten austauschen sollte man dort nicht – es sind ja noch viele andere Gäste anwesend.

Das ist in Swingerhotels anders. Es gibt Urlaubshotels, die sich ganz auf Swinger eingestellt haben. Bei *paarreisen.com* kann man einen Swingerurlaub auf Ibiza, Lanzarote, in Mexiko, Frankreich, Thailand, Jamaica oder wo auch immer buchen. Am Urlaubsort erwartet einen eine abgeschirmte Hotelanlage, die ganz auf die Bedürfnisse von Swingern zugeschnitten ist. Anders als an Bord eines Kreuzfahrtschiffes gibt es hier keine Beschränkungen. Wer dort nackt am Pool liegt, darf gern auch andere Dinge treiben als sich sonnen oder Cocktails trinken. Und diese Möglichkeit wird gerade am Pool auch reichlich genutzt. Wie im normalen Swingerclub gibt es in diesen Hotels meist auch Spielwiesen, aber man kann es eben auch an anderen Orten treiben – einschließlich des eigenen Zimmers, auf das man gern andere Menschen einladen darf. In Swingerhotels kann man Clubatmosphäre und private Dates gut miteinander verbinden.

Unsere Erfahrungen mit Swingen im Urlaub sind etwas individueller. Normalerweise folgen wir dem Motto „weniger ist mehr" und verabreden uns mit nur einem anderen Paar. Wir sind aber durchaus auch schon der Einladung zu einem Urlaubstreffen mit mehreren Paaren gefolgt. Beispielsweise hatten wir einmal über ein verlängertes Pfingstwochenende ein Treffen mit insgesamt vier Paaren – in einem Ferienhaus, das einem der anderen Paare gehörte. Da unsere Gastgeber ein glückliches Händchen bei der Auswahl der Paare hatten, fand sich da eine Gruppe zusammen, die wunderbar miteinander harmonierte.

Was wir immer wieder suchen, sind Urlaubsbegegnungen mit nur einem anderen Paar. So haben wir einmal bei einer Wohnmobil-Tour durch Schweden bei einem Paar Station gemacht, das ein Ferienhaus an einem See gemietet hatte. Wir hatten die beiden bei *joyclub.de* kennengelernt, und der zeitgleiche Urlaub war eine gute Gelegenheit für eine erotische Begegnung, die an dem einsamen Seeufer unter der Sonne des Nordens schon einen sehr besonderen Reiz hatte.

Das Wohnmobil ist bei Swingern überhaupt recht beliebt. In den Internetforen werden Erfahrungen über schöne Campingplätze (meist FKK) ausgetauscht oder auch Verabredungen getroffen, zu denen dann Paare mit ihren Wohnmobilen anreisen. Das können Dates für ein Wochenende sein oder manchmal eben auch für den Sommerurlaub, wo sich dann auf einem Campingplatz eine Swinger-Ecke bildet. Mancher Unbeteiligte wird sich da zuweilen schon gewundert haben, warum mehrere Wohnmobile gleichzeitig so eindeutig schaukeln. Swinger mit Wohnmobil zieht es nach unserer Erfahrung vor allem nach Süden. Unser bevorzugtes Urlaubsziel unter der Mitternachtssonne des Nordens ist in diesen Kreisen leider eher exotisch. Vermutlich wegen des (absolut falschen) Vorurteils, dass skandinavische Sommer kalt und verregnet seien.

Gewissermaßen eine Swinger-Tournee haben wir einmal im September bei einer kleinen Städte-Rundreise durch Baden, das Elsass und Rheinland-Pfalz gemacht. Dabei sind wir nicht nur auf den Feldberg und das Freiburger Münster gestiegen oder haben Zwiebelkuchen mit Federweißem genossen, sondern hatten auch Begegnungen mit Paaren, die in der Gegend wohnten. Wir hatten vor unserer Reise bei *joyclub.de* entsprechende Kontakte geknüpft und sind so Menschen begegnet, die wir sonst vermutlich nie getroffen hätten. Auf die Weise machten wir drei neue Bekanntschaften – und mit zwei Paaren davon hatten wir auch intensiven Körperkontakt. Den Abschluss unserer Rundreise bildete zudem noch ein Wochenende in einem Swingerclub bei Mannheim, den wir schon immer mal kennenlernen wollten. Als wir auf der Rückreise darüber sprachen, mit wie vielen Menschen wir in den zurückliegenden Tagen Sex gehabt hatten, mussten wir allen Ernstes erst einmal überlegen (was natürlich vor allem an den zwei Abenden in dem großen und gut besuchten Club lag).

Das war eine sehr besondere Art von Urlaub. Dass wir uns in so kurzer Zeit auf so viele verschiedene Menschen einlassen konnten, hatte natürlich etwas mit dem entspannten Lebensgefühl zu tun, das sich nur im Urlaub einstellt. Steffen hatte sein Diensthandy zu Haus gelassen (und das vorher auch seinem etwas fassungslosen Chef angekündigt) – und dann waren wir auch innerlich wirklich weg und bereit, voll und ganz in die Welt der Swinger einzutauchen.

---

### Unser Tipp:

Swingen im Urlaub hat einen besonderen Reiz. Man hat den Kopf frei, kann sich besser fallen lassen und trifft Menschen, denen man sonst nie begegnet wäre.

## 23. Allzeit bereit:
   Hardcore-Swinger

Wir hatten im vorangegangenen Kapitel bereits darauf hingewiesen, dass für uns weniger meist mehr bedeutet. Wenn wir uns mit einem neuen Paar verabreden wollen, dann mailen wir zuvor ein wenig hin und her, chatten oder telefonieren zu viert. Manche dieser Kontakte verlaufen wieder im Sande, andere hingegen werden konkret. Und wenn wir ein Paar tatsächlich treffen, dann legen wir Wert darauf, dass wir Zeit haben und uns auf die anderen langsam einstellen können. Solche Begegnungen sind nach unserer Erfahrung weitaus intensiver als häufige und ständig wechselnde Kontakte.

Wie oft wir ein anderes Swingerpaar treffen, ist höchst unterschiedlich. Auf unserer beschriebenen Reise durch den Südwesten der Republik hatten wir innerhalb von zehn Tagen mehrere sexuelle Begegnungen mit verschiedenen Paaren. Vor dieser Reise hatten wir allerdings über Monate hinweg gar keine Swingerkontakte (außer im virtuellen Raum) gehabt. Und auch nach dieser kleinen und ereignisreichen Reise hatten wir einige Wochen ausschließlich Sex miteinander. Unsere Frequenz beim Swingen ist sehr schwankend. Wie oft wir unserer besonderen Neigung nachgehen, hängt von Zeit, Gelegenheit und vor allem Lust und Laune ab. Nach unserer Beobachtung halten das viele Swingerpaare ebenso.

Allerdings längst nicht alle. Wenn man in den Swingerforen stöbert, findet man oftmals Datewünsche von immer wieder denselben Paaren – und das praktisch jedes Wochenende. Wir sehen zwei Möglichkeiten, warum das so ist: Entweder hat das betreffende Paar große Schwierigkeiten, überhaupt Kontakte zu knüpfen (warum auch immer) oder es handelt sich um ein Paar, das permanent auf der Suche nach immer neuen Abenteuern mit immer anderen Partnern ist. Grundsätzlich trifft letzteres zwar mehr oder weniger auf fast alle Swinger zu. Fremde Haut ist immer wieder faszinierend. Auch wir geben niemandem ein Streichelmonopol und lieben den Wechsel. Aber nicht jede Woche.

Wenn sich dann in dem Datewunsch noch Sätze finden wie „suchen Paar zum Ficken ohne Anlaufzeit", dann wissen wir, dass wir uns von diesem Paar lieber fernhalten möchten. Sex ohne Anlaufzeit kann zwar geil sein – aber das gehört nach unserer Empfindung eher in einen Swingerclub. Auf privater Schiene sind uns Menschen suspekt, die alles sofort und ohne Verzögerung vernaschen wollen, was in Sichtweite gerät. Meist handelt es sich dabei um Swinger, in deren Profiltexten sich Vokabeln wie „hemmungslos" oder „tabulos" finden. In einem Profiltext bei *augenweide.com* fanden wir einmal folgende Selbstbeschreibung:

*Wollen denn alle hier nur Blabla? Wir suchen*
*Paare, die wissen was sie wollen und um was es*
*geht, lieben die Abwechslung und den Reiz auf*

*fremde Haut. PT mit GV sollte schon möglich*
*sein. Denn wozu sind wir hier?*

Ein anderes Paar hatte den gleichen Wunsch noch
etwas knapper formuliert:

*Suchen ein Paar zum Ficken ohne Reden. Wer hat*
*Lust dazu?*

Wir nicht, können wir auf diese Frage nur antworten. Gern werden solche Profile auch noch mit konkreten Anforderungen an das gesuchte Partnerpaar
angereichert – wie etwa Größe, Körpergewicht, Bi-
Neigung, Intimrasur oder Mindestgröße des Penis.
Wenn man sich auf einen Mailverkehr mit solchen
Paaren einlässt, kommt oftmals schon bei der zweiten
Mail die Frage nach einem konkreten Treffen (bei dem
es natürlich auch sofort zur Sache gehen soll). Hat
man erst noch ein paar Fragen, um die anderen besser
einschätzen zu können, dann kann es durchaus vorkommen, dass die den Kontakt schnell wieder abbre-
chen oder sogar zu schimpfen beginnen („wir sind
nicht hier, um ewig nur zu mailen"). Bemerkenswert
fanden wir auch mal folgenden Datewunsch:

*Wir sind am Sonntagnachmittag/Sonntagabend*
*auf der Rückfahrt von Bielefeld nach Berlin und*
*suchen ein spontanes Ficktreffen an der Strecke.*
*Gern auch Parkplatz. Bitte nicht allzu weit ab-*
*seits der A2.*

Da weiß man zumindest, was erwartet wird – zumal sich dieses Paar im Profil als „hemmungslos" beschreibt. Natürlich wissen wir nicht, ob die beiden ein solches Date einmal als besonderen Kick ausprobieren wollten. Das kann natürlich sein. Nach der gesamten Selbstbeschreibung im Profil hatten wir allerdings den Eindruck, dass dieser Datewunsch eher das allgemeine Lebensgefühl der beiden widerspiegelte.

Wenn man sich die Gruppen in den Swingerforen so anschaut, dann drängt sich zuweilen der Verdacht auf, dass manche Swinger solche schnellen Treffen zwischen Tür und Angel zu einer Gewohnheit gemacht haben. Und das halten wir für eine ungesunde Entwicklung. Allzu häufige Treffen machen süchtig – und sie stumpfen ab. Sexuelle Erregung findet für manche Menschen nur noch statt, wenn immer neue Partner im Spiel sind. Swingen kann durchaus zu einer Droge werden. Wer spürt, dass der Suchteffekt allzu groß geworden ist, sollte besser eine Pause einlegen und sich wieder ganz auf den eigenen Partner konzentrieren. Mental sollte das ohnehin der Fall sein, aber eben auch mal eine Zeitlang körperlich.

Wir haben einmal in einem Club ein Paar getroffen, das lediglich zwei- oder dreimal im Jahr loszog. Im Vergleich zu den Hardcore-Paaren, die jedes Wochenende ihren Kick suchen, ist das natürlich das andere Extrem. Aber dieses Paar bewahrt sich mit seinen seltenen Ausflügen in die Welt des Swingens den Reiz des Besonderen. Ganz so selten wie die beiden sind

187

wir zwar nicht unterwegs, aber wir denken, dass auch wir uns diesen Reiz bisher bewahrt haben. Auch wir haben immer mal wieder längere Auszeiten, in denen wir keinen Außenstehenden in unseren Sex einbeziehen. Swingen soll für uns niemals zu einer Gewohnheit werden wie der Milchkaffee zum Frühstück oder die Tageszeitung in der U-Bahn. Swingen ist für uns auch nach all den Jahren etwas Außergewöhnliches geblieben. Und jedes Mal wenn wir losziehen, stellt sich jenes wundervolle Kribbeln und Herzklopfen ein, das wir nicht missen möchten.

---

### Unser Tipp:

**Wer spürt, dass Swingen zur Sucht wird, sollte eine längere Auszeit nehmen.**

---

## 24. Herzklopfen und Herzklopfen: Was, wenn man sich verliebt?

Apropos Herzklopfen: Es gehört ganz einfach dazu. Auch nach vielen Jahren Swingen ist es für uns immer wieder aufregend, ein fremdes Paar zu treffen oder einen Swingerclub zu betreten. Herzklopfen ist aber nicht gleich Herzklopfen. Es ist schon ein Unterschied, ob die Aufregung groß ist, weil wir einen unbekannten Club besuchen wollen – oder weil einem der fremde Partner besonders gut gefällt.

Das ist ein Thema, bei dem oft die Alarmglocken schrillen. Und das ist gar nicht mal unbegründet. Denn Körperkontakt mit einem fremden Partner ist immer ein Spiel mit dem Feuer. Es wäre absurd, dies abzustreiten. Die Möglichkeit, dass man sich dabei neu verliebt, ist immer gegeben. Was also tun, wenn so etwas passiert?

Wir haben da für uns inzwischen eine relativ simple Antwort gefunden: Es ganz einfach zulassen. Verliebtsein ist ein wundervolles Gefühl – warum sollten wir uns das nicht gegenseitig gönnen, falls es sich einstellt? Verhindern kann man es ohnehin nicht. Also besser offen damit umgehen. Jeder Mensch, egal ob Swinger oder nicht, wird sich sein Leben lang immer mal wieder neu verlieben – ganz gleich, wie glücklich und stabil eine vorhandene Beziehung auch sein mag. Das kann am Arbeitsplatz sein, weil der neue Kollege einen so charmanten Augenaufschlag hat, das kann bei einer Geburtstagsfeier sein, weil die Freundin eines entfernten Bekannten so schöne Beine hat, das kann im Urlaub sein, weil der Tauchlehrer so geistreiche Sprüche macht und zudem auch noch so breite Schultern hat – und natürlich kann das auch im Swingerclub oder bei privaten Swingertreffen passieren. Vielleicht deshalb, weil der Sex mit diesem fremden Mann oder dieser fremden Frau einfach umwerfend ist – oder vielleicht auch nur deshalb, weil er oder sie so gut riecht.

Man weiß nie, was passiert, wenn sich zwei Menschen begegnen. Im Unterbewusstsein spielen sich stets massenhaft Vorgänge ab, die kein Mensch jemals überblicken oder gar steuern kann. Das Unterbewusstsein ist übermächtig – in jedem von uns. Und am Ende solcher (manchmal im Bruchteil einer Sekunde ablaufenden) Vorgänge im Hirn steht eben manchmal das Verliebtsein – ob wir das nun wollen oder nicht.

Für viele Menschen ist der Gedanke allerdings unerträglich, dass sich der eigene Partner in einen anderen Menschen verlieben könnte. Sie unterscheiden nicht zwischen Verliebtsein und Liebe. Letzteres Gefühl schafft eine tiefe emotionale, seelische und geistige Verbindung zwischen zwei Menschen, die im Idealfall ein ganzes Leben trägt. Bloßes Verliebtsein hingegen entsteht meist sehr spontan – und hat sich oftmals nach kurzer Zeit auch wieder verflüchtigt. Natürlich kann Verliebtsein auch zu ernsthafter Liebe führen – vor allem dann, wenn jemand Single ist oder es in der bestehenden Beziehung nicht mehr stimmt. Aber diese Möglichkeit besteht immer – im Büro und bei der Geburtstagsfeier ebenso wie bei Swingertreffen.

Wir glauben nicht, dass es automatisch die Beziehung gefährdet, wenn sich einer von beiden beim Swingen mal verliebt. Wir haben das durchaus schon erlebt, ohne dass unsere Beziehung Schaden genommen hätte. Vor allem Kirsten ist da zuweilen recht anfällig für einen Überschwang der Gefühle. Die Frage ist immer, wie man damit umgeht. Wichtig beim Swingen ist unserer Erfahrung nach, dass man dem eigenen Partner stets das Gefühl gibt, dass er die Hauptrolle spielt – auch und gerade dann, wenn man sich in einen anderen verliebt hat. Wir haben bei Swingerfreunden einmal miterlebt, was passiert, wenn das nicht der Fall ist.

Heidrun (39) und Rafael (47) waren seit einem Jahr ein Paar und seit etwa einem halben Jahr gemeinsam Swinger. Nachdem sie diese Leidenschaft für sich entdeckt hatten, zogen sie immer wieder los – vielleicht ein bisschen zu oft angesichts ihrer noch recht frischen Beziehung. Sie gingen in Swingerclubs und sie knüpften im Internet immer wieder neue Kontakte. Besonders Heidrun mochte dabei auch den Chat bei *augenweide.com*. Manchmal saß sie bis tief in die Nacht und flirtete online mit fremden Menschen. Und das hatte Nebenwirkungen, die Rafael zu spüren bekam. Ihren letzten gemeinsamen Besuch in einem Club beschreibt Rafael so:

*Wir saßen zu Beginn des Abends an der Bar, so wie wir das immer machten. Als dann ein neues*

Paar den Barraum betrat, wurde Heidrun plötzlich total aufgeregt, was mich etwas wunderte. Sie kenne den Mann, erklärte sie mir. Sie habe in den vergangenen Wochen mehrfach mit ihm gechattet.

„Schön", sagte ich. „Dann lass uns die beiden doch mal ansprechen."

Aber Heidrun schüttelte den Kopf: „Das hat keinen Zweck. Die Frau will nichts von dir. Sie hat ja deine Bilder im Profil gesehen und schon abgewunken."

Schade, dachte ich. Aber da konnte man eben nichts machen. Der restliche Abend verlief merkwürdig. Heidrun versuchte immer wieder, mich loszuwerden. Kam ich von der Toilette, war sie verschwunden, und ich fand sie wieder, wie sie allein durch die Gänge streifte. Und irgendwann fragte sie mich ganz offen, ob ich nicht mal allein an der Bar was trinken wolle. Sie würde inzwischen gern schauen, wo der Mann aus dem Chat geblieben sei – seine Frau saß zu dem Zeitpunkt allein an der Bar. Die ganze Entwicklung fand ich nicht so toll und lehnte ihren Vorschlag ab. Wir könnten ja gern gemeinsam nach ihm schauen, schlug ich vor. Nichts gegen einen Dreier mit ihm – aber ausbooten lassen wollte ich mich nicht. Etwas später waren wir auf einer kleinen Spielwiese und bemerkten den Mann, der am Eingang stand und uns zusah. Heidrun lächelte ihn an und winkte ihm einladend zu. Aber er blieb stehen und verschwand kurz darauf wieder. Damit *war auch unser Abend gelaufen. Heidrun war sauer auf mich, dass ich sie nicht alleinlassen wollte, und sie war enttäuscht, dass sie keinen Kontakt zu dem Mann aus dem Chat fand. Die Heimfahrt war sehr schweigsam, die restliche Nacht in meinem Bett ziemlich distanziert. Am nächsten Morgen sagte ich ihr, dass mir ihr Verhalten im Club ziemliche Bauchschmerzen bereitet habe, woraufhin sie nur entgegnete:*

*„Ach lass mich doch mit deinem Psycho-Scheiß in Ruhe!"*

*Das wars dann auch für unsere Beziehung. Ein paar Tage später habe ich den Mann dann selbst noch einmal im Chat angesprochen, und er verriet mir, dass die Begegnung im Club keineswegs zufällig gewesen sei, sondern er sich mit Heidrun für jenen Abend dort verabredet hatte. Aber da ich immer dabei gewesen sei, habe er lieber Abstand gehalten. Seine eigene Frau, so berichtete er, könne mit dem Swingen grundsätzlich nichts anfangen, gestehe ihm aber die Streifzüge durch den Club zu und verbringe selbst den Abend immer nur an der Bar. Sie war nur dabei, um ihrem Mann den Eintritt an einem Paareabend zu ermöglichen.*

Heidruns Verhalten war natürlich der absolute Beziehungskiller. Allein schon der Umstand, dass sie eine Verabredung getroffen hatte, ohne das mit ihrem Partner zu besprechen, halten wir für sehr bedenklich. Geradezu katastrophal war jedoch, dass sie Rafael während des Clubbesuchs das Gefühl vermittelt hatte, dass er ihr lästig sei. Und Rafael war nicht in der Lage, Heidrun im Club loszulassen, was bei ihr wiederum Enttäuschung auslöste. So nahm das Verhängnis seinen Lauf.

Loslassen können gehört beim Swingen immer wieder dazu. Wobei man wohl nur dann wirklich loslassen kann, wenn die Verbundenheit zwischen beiden Partnern groß ist und viel Vertrauen in die Stabilität der Beziehung besteht. Dann allerdings ist es durchaus möglich, gemeinsam gesetzte Grenzen dann und wann auch zu verändern.

Wir hatten ja bereits von jenem Paar erzählt, das wir im Club kennengelernt und dann zu einem privaten Besuch zu uns nach Haus eingeladen hatten (Kapitel 14). Schon im Club hatte Steffen bemerkt, dass Kirsten sich von dem anderen Mann sehr stark angezogen fühlte. Wir sprachen später darüber, und Kirsten sagte ganz offen, dass sie sich wohl ein wenig verliebt hätte. Für Steffen war das auch bei der privaten Begegnung in unserer Wohnung kein Problem, weil Kirsten mit Blicken, Gesten und Berührungen immer wieder signalisierte, dass Steffen die Hauptperson für sie war – so sehr sie der andere Mann ganz offensichtlich auch faszinierte.

Ein Gegenbesuch einige Wochen später entwickelte sich zunächst ganz ähnlich wie das Treffen bei uns: ein langes Abendessen und anschließend heißer Sex zu viert auf dem Wohnzimmerteppich. Dann allerdings, als wir alle zu fortgeschrittener Stunde schon etwas ermattet waren, sagte der andere Mann, dass er den Rest der Nacht gern mit Kirsten allein im Schlaf-zimmer verbringen würde. Das war für uns eine gewisse Überraschung, denn eigentlich hätte das harmonische Miteinander zu viert auch eine Fortsetzung der Nacht zu viert nahegelegt. Partnertausch in getrennten Räumen machen wir zwar dann und wann, aber normalerweise bleiben wir beim Swingen eher zusammen. Doch in diesem Augenblick sah Kirsten Steffen fragend und zugleich sehr liebevoll an, so dass er nur nickte – und die beiden ziehen ließ. Für das andere Paar war dieser Partnertausch in getrennten Räumen übrigens eine Premiere. Die andere Frau wusste (ebenso wie Steffen) dass sie ihren Partner in dieser Nacht loslassen musste. Und erfreulicherweise konnte sie das auch.

Am nächsten Tag auf der Heimfahrt räumte Steffen ein, dass ihm das nicht ganz leicht gefallen war. Obwohl das nicht unser erstes Erlebnis in getrennten Räumen war, hatte er dieses Mal ein merkwürdiges Bauchgefühl gehabt. Aber er wollte Kirsten dieses sehr besondere Erlebnis auch nicht verwehren. Und im Nachhinein mussten wir feststellen, dass dieses Ereignis unsere Verbundenheit sogar noch verstärkt hatte. Ganz einfach deshalb, weil Kirsten es als ein besonderes Geschenk empfunden hat, dass Steffen in jenem Moment loslassen und ihr einen besonderen Wunsch erfüllen konnte. Denn für sie war die Nacht mit dem Mann, in den sie sich verliebt hatte, etwas Besonderes. Und sie liebte Steffen dafür, dass er ihr das ermöglicht hatte. Wir haben uns in jener Nacht zwar räumlich aus den Augen verloren, aber niemals emotional. Und das ist das Entscheidende.

Nur begrenzte Erfahrungen haben wir mit länger andauernden Beziehungen zu dritt oder zu viert, die ernsthaft emotional waren. Wir hatten einmal über mehrere Monate hinweg eine sehr intensive Beziehung zu einem anderen Paar, bei der sich wohl alle Beteiligten mehr oder weniger neu verliebt hatten. Aber auch das war eine Sache auf Zeit, und das war auch gut so. Es ging nicht so weit, dass wir diese Vierer-Beziehung als polyamor bezeichnen würden – auch wenn die Grenzen da natürlich fließend sind.

In den Internetforen wird immer wieder berichtet, dass polyamore Beziehungen möglich sein sollen – es also zu ernsthaften Liebesbeziehungen mit mehreren Menschen gleichzeitig kommt. Wir wissen nicht, ob so etwas auf Dauer realistisch ist und hegen auch einige Zweifel daran – gerade nach unserer Erfahrung, die zumindest ein Stück weit in diese Richtung ging.

Wir haben aber beobachtet, dass Paare den Versuch unternommen haben, so etwas auf Dauer zu leben. Ein bekanntes Paar erzählte uns einmal, dass sie sogar eine Swinger-WG zu viert gegründet hatten. Allerdings war dieser Versuch nach einem knappen Jahr gescheitert. Die emotionalen Bindungen waren für die Beteiligten auf Dauer offenbar zu unklar. Und mit dem Auflösen der Wohngemeinschaft lösten sich auch beide ursprünglich vorhandenen Paarbeziehungen auf. Die beiden, die uns von dieser Erfahrung berichteten, waren vor dem Zusammenziehen der Mann aus der einen und die Frau aus der anderen

Beziehung gewesen. Ihre beiden ehemaligen Partner blieben nach diesem Austausch auf der Strecke. Jedenfalls waren sie keine neue Beziehung miteinander eingegangen.

Wir denken, dass man sich nicht zu eng auf fremde Partner einlassen sollte – und falls doch, dann sollte das zumindest zeitlich begrenzt sein. Wenn man sich verliebt, dann ist das in Ordnung – solange stets klar ist, wer zu wem gehört. Nach dieser Orientierung streben auf Dauer mehr oder weniger alle Menschen. Die Paarbeziehung zu zweit ist vermutlich weit mehr als nur eine gesellschaftliche Konvention. Polygamie mag in den menschlichen Genen angelegt sein – Polyamory wohl eher nicht.

---

**Unser Tipp:**

**Gerade wenn man sich in einen anderen Menschen verliebt, sollte man dem eigenen Partner stets das Gefühl geben, dass er die Hauptrolle spielt.**

## 25. Er fasst mich nicht mehr an: Frischer Wind für die Beziehung

So oder so hat Swingen Auswirkungen auf eine Beziehung – manchmal negativ, häufig jedoch positiv. Die Sexualität zählt neben dem Bedürfnis nach Essen, Trinken und Schlafen zu den stärksten Trieben im Leben. Außergewöhnliche sexuelle Erlebnisse werden einen Menschen zwangsläufig beeinflussen.

Es gibt Paare, die sich nach dem Besuch in einem Swingerclub kaum mehr in die Augen sehen können, und es gibt Paare, die nach jedem Swingererlebnis eine immer tiefere Zuneigung füreinander empfinden. Es ist immer die Frage, wie man mit all dem umgeht und wie man die Dinge sieht – beziehungsweise sehen will. Ein hoch spannendes Beispiel, wie Swingen eine langjährige Beziehung verändern kann, sind Sigrid und Rainer:

Die beiden waren ein super Team. Sie 44, er 49, seit rund 20 Jahren ein Paar, zwei gemeinsame Kinder, ein schönes Haus, das sie sich gebaut hatten, beide recht erfolgreich in ihren Jobs – mit anderen Worten: ein ganz normales Durchschnittspaar, das auf die Umgebung wie ein Traumpaar wirken musste. Im Grunde waren sie das auch. Geistig und seelisch waren sie auf einer Wellenlänge, hatten einander noch immer viel zu sagen, konnten stundenlang über Gott und die Welt philosophieren. Sie konnten sogar gemeinsam Ikea-Regale aufbauen, ohne dabei ihre Beziehung zu gefährden. Sie hatten nach all den Ehejahren nur ein Problem – und zwar ein massives: Rainer fasste Sigrid nicht mehr an. Und ausgerechnet darüber konnten sie lange Zeit nicht miteinander reden, was für ihre Beziehung mehr und mehr zu einer Belastung wurde. Sigrid beschrieb das so:

*Anfangs hab ich mir nicht viel dabei gedacht. Rainer hatte immer ziemlich viel zu arbeiten und ich ja auch. Aber auch im Urlaub hatten wir kaum Sex – selbst in den Urlauben, die wir ohne die Kinder machten. Und wenn es dann doch mal passierte, dann hatte ich den Eindruck, er macht es eher aus Pflichtgefühl. Zeitweise dachte ich, er hätte eine Geliebte, aber ich wüsste gar nicht, woher er bei seinem Job die Zeit dafür hätte nehmen sollen. Rainer verschaffte sich seine sexuelle Befriedigung anders. Er surfte viel im Internet und dabei eben auch auf Pornoseiten. Mit diesen knackigen 20-Jährigen mit ihren tollen Hintern und super Brüsten kann ich natürlich nicht mithalten. Anfangs hat er das eher heimlich gemacht. Aber als er dann erlebt hat, dass ich das mitbekomme und es nur achselzuckend zur Kenntnis nehme, hat er sein Porno-Surfen auch nicht mehr vor mir versteckt. Er ging dann abends auch immer häufiger erst nach mir ins Bett und hat sich vor dem Schlafengehen im Internet ausgetobt. Naja, warum auch nicht. Er schlief ja ohnehin nicht mehr mit mir.*

Irgendwann allerdings platzte Sigrid aber doch der Kragen. Sie versuchte immer wieder, mit ihm über das Thema zu reden. Schließlich hatte auch sie sexuelle Bedürfnisse – die sie aber nicht im Internet stillen wollte. Und da Rainer das Gespräch an dieser Stelle verweigerte, schleppte sie ihn schließlich zu einer Paarberatung. Er war zwar skeptisch, machte das aber immerhin mit. Das Ergebnis dieser Beratung waren getrennte Schlafzimmer. Ein gemeinsames Schlafzimmer könne irgendwann jegliche Erotik ersticken, hatte der Therapeut gemeint. Und da Sigrid und Rainer den Platz im Haus hatten, unternahmen sie den Versuch.

Das entspannte die Situation einigermaßen. Sigrid wartete jetzt nicht mehr, bis Rainer ins Bett kam – in der insgeheimen Hoffnung, dass er grad heute Nacht vielleicht doch endlich einmal wieder mit ihr schlafen würde. Sigrid ging fortan schlafen und schlief. Und Rainer surfte noch unbefangener durch die unendlichen Weiten der virtuellen Erotik. Allerdings hatte die Schlafzimmer-Aktion keinen anderen Nutzen als diese Entspannung des Alltags. Sigrid und Rainer lebten jetzt noch mehr wie Bruder und Schwester nebeneinander her. Sex miteinander hatten sie nun gar nicht mehr.

Bis Rainer eines Tages zu Sigrids großer Überraschung dann doch noch einmal über das Thema reden wollte. Er war schon Monate zuvor im Netz auf eine Sache gestoßen, die ihm immer wieder durch den Kopf ging. Und schließlich sprach er es an. Rainer hatte Swingerclubs entdeckt und wollte das gern mal ausprobieren – allerdings nicht allein, sondern gemeinsam mit seiner Frau. Durch Sigrids Kopf ging bei seinen Worten ein ganzer Sack wirrer Gedanken. Es war eine Mischung aus Entsetzen, Abscheu, Skepsis, Sarkasmus – und Erregung. Und da sie nicht so recht wusste, was sie davon halten sollte, bat sie ihren Mann um Zeit zum Nachdenken.

In den folgenden Wochen tat Rainer das Beste, das er tun konnte: nichts. Er ließ Sigrid die Zeit, die sie zum Nachdenken brauchte. Aber sie kam für sich immer wieder zu einer Ja-Nein-Doch-Vielleicht-Antwort. Durch ihren Kopf zogen Bilder von nackten, ineinander verknäulten Menschen, die wild durcheinander vögelten – und sie und ihr Mann mittendrin. Der Gedanke hatte etwas Beängstigendes, ja geradezu Bedrohliches.

Und zugleich war er faszinierend. Denn manchmal erwischte sich Sigrid auch bei Tagträumen, in denen sie kein wildes Knäuel vor sich sah, sondern einen attraktiven fremden Mann in der dunklen Umgebung eines Clubs, der sie einfach nur berührte – zärtlich, aber verlangend. Das erregte sie ungemein. Dieser fremde Mann hatte kein Gesicht, wurde in Sigrids Tagträumen aber dennoch immer konkreter. Je öfter sie in diesen Gedankenfilm einstieg, umso häufiger stellte sie sich vor, was sie denn wohl tragen würde bei einem solchen Abenteuer. Sie hatte inzwischen einiges gelesen in diversen Internetforen und wusste so halbwegs, wie die Kleiderordnung in Swingerclubs war. Und eines Tages zog sie nach der Arbeit kurz entschlossen los, kaufte sich ein passendes Outfit und überraschte damit am Abend Rainer, als der grad wieder vor seinem PC saß und nichts von Sigrids Einkauf ahnte.

„Also ich werde bei unserem Clubbesuch dies hier anziehen", verkündete sie ihrem erstaunten Mann. Und der musste zugeben, dass er sich über sein Outfit noch gar keine Gedanken gemacht hatte. Aber das, was seine Frau da anhatte, gefiel ihm ausgesprochen gut.

Bei ihrem Clubbesuch, kamen sie in einer dunklen Ecke mit einem anderen Paar ins Fummeln und landeten schließlich mit den beiden auf der Matte. Sigrid hatte zu ihrer eigenen Überraschung keine Probleme damit, den fremden Mann zu blasen und sich von ihm lecken zu lassen. Auch seine Küsse erwiderte sie gern. Und als der Mann schließlich ein Kondom überzog, kniete sich Sigrid vor ihn und streckte ihm ihren Po ausgesprochen bereitwillig entgegen. Rainer brauchte etwas länger, um mit der anderen Frau so weit zu kommen, aber auch er poppte schließlich mit ihr – wobei er dabei stets seine eigene Frau im Blick behielt (während sich Sigrid ganz auf den anderen Mann konzentrierte). Und als der andere Mann und Sigrid sich wieder voneinander lösten, ließ auch Rainer von der anderen Frau ab und stürzte sich geradezu begierig auf seine eigene Frau. Er hatte seit Jahren nicht mehr ein solches Bedürfnis gehabt, mit ihr zu schlafen wie in diesem Moment. Das Spiel zu viert ging zwar weiter, aber Sigrid und Rainer waren jetzt viel stärker aufeinander bezogen. Sie hatten an diesem Abend noch mehr erotische Begegnungen – und auch noch mehr Sex miteinander. Wobei sie den Abend etwas unterschiedlich erlebten. Rainer beschrieb ihn so:

*Ich glaube, es war der Moment, als Sigrid den fremden Schwanz in den Mund nahm. Vorher war ich mit meinen Blicken und Fingern vor allem bei der anderen Frau gewesen. Aber als Sigrid sich dann auch noch von dem Mann ficken ließ, wuchs bei mir immer mehr das Bedürfnis, bei meiner Frau zu sein. Ich glaube, ich hatte Sigrid schon ewig nicht mehr als derart attraktiv wahrgenommen wie in diesem Augenblick. Die andere Frau war heiß, wie überhaupt das ganze Erlebnis. Aber dieser Partnertausch hat bei mir etwas verändert. Vielleicht, weil ich erlebt habe, wie Sigrid von einem anderen Mann begehrt wurde.*

Und Sigrid:

*Ich war ja ziemlich skeptisch gewesen bei dieser ganzen Aktion. Aber als wir erst mal da waren, veränderte sich etwas: Ich spürte die Blicke fremder Männer auf mir und stellte fest, dass ich das sehr genoss. Vielleicht vor allem deshalb, weil ich das so lange vermisst hatte. Und als wir diesem anderen Paar begegneten, war ich voll dabei. Da waren Hände, die mich betasteten, da war ein attraktiver Mann, der mich wollte und der auf meine Berührungen mit Erregung reagierte. Das hat-*

*te ich schon jahrelang nicht mehr erlebt, und es war wundervoll. Ich hatte mir gar keine Gedanken darüber gemacht, ob ich mit dem Mann auch schlafen wollte, es passierte dann irgendwann einfach. Als Rainer dann auch zu mir kam, war ich eher überrascht. Eigentlich hatte ich mich grad ganz auf den anderen eingestellt, aber natürlich wollte ich Rainer auch nicht zurückweisen. Dass er auch mit der anderen Frau gepoppt hat, hat mich weder gestört noch erregt. Irgendwie hatte ich Rainer nach der langen Zeit unserer sexuellen Abstinenz wohl so allmählich als eine Art Neutrum betrachtet. Sein virtueller Sex am PC hatte mich ja auch längst nicht mehr gestört. Warum hätten mich da reale Frauen stören sollen?*

Wir sind nicht der Ansicht, dass Swingen als Paartherapie geeignet ist. Wenn eine Beziehung am Ende ist, dann kann man sie vermutlich auch mit sexuellen Erlebnissen kaum mehr kitten. Bei Sigrid und Rainer war das aber anders. Ihre Beziehung war keineswegs am Ende, denn sie hatten eine gute emotionale und geistige Basis. Es fehlte lediglich der Sex (der allerdings ziemlich wichtig ist). Und da kann Swingen durchaus hilfreich sein, das Prickeln wiederzubeleben. Wie bei vielen anderen Paaren hat das bei Sigrid und Rainer jedenfalls funktioniert. Seit diesem ersten Erlebnis, ziehen sie immer mal wieder los, treffen auch Paare im privaten Rahmen, aber Swingerclubs haben seit ihrem ersten Erlebnis einen besonderen

Reiz für sie bekommen. Und vor allem: Sie haben wieder Sex im eigenen Bett. Sie haben ihre getrennten Schlafzimmer beibehalten, aber manchmal (vor allem am Wochenende), steht dann die Frage im Raum: Gehen wir zu dir oder gehen wir zu mir? Und hin und wieder gehen sie an ganz andere Orte und holen sich einen zusätzlichen Kick.

---

Unser Tipp:

Ein Swingererlebnis kann frischen Wind in eine langjährige Beziehung bringen. Man sollte sich aber davor hüten, Swingen als Paartherapie zu betrachten.

---

## 26. Eins, zwei, drei, viele:
## Das wilde Durcheinander

Was uns beim Swingen immer wieder reizt, ist die Konstellation zu viert: Ein anderes Paar treffen, schauen, ob es knistert, sich langsam näherkommen – und am Ende Sex mit getauschten Partnern. Zu viert kann man sich gut aufeinander einstellen, hat trotz Partnertausch die Möglichkeit, stets mit dem eigenen Partner in Kontakt zu bleiben – was uns beim Swingen ausgesprochen wichtig ist. Der Vierer ist unsere Lieblingsvariante.

Es gibt aber auch Paare, die über diese Viererkonstellation hinausgehen wollen. Auch wir haben das dann und wann schon erlebt und finden Gruppensex mit mehreren Paaren sehr spannend – auch wenn man da zuweilen den Überblick verliert. Aber gerade darin kann auch der Reiz liegen. Carmen und Benno (siehe auch Kapitel 21) gehören zu den Paaren, die diese etwas heftigere Form des Swingens besonders mögen. Carmen hat den Beginn dieser Leidenshaft so erlebt:

*Entdeckt haben wir diese Vorliebe eher zufällig. Wir waren schon häufig in Swingerclubs gewesen und hatten dabei auch schon mehrfach Partnertausch erlebt. Aber dann waren wir mal in einem Club, der unglaublich voll war. Fast schon zu voll, hatten wir den Eindruck. Wir lernten an der Bar ein anderes Paar kennen, und irgendwann beschlossen wir, uns zu viert eine ruhige Ecke zu suchen. Das war bei all den Menschen allerdings nicht einfach. Irgendwo fanden wir dann aber immerhin einen Platz auf einer Spielwiese, auf der sich allerdings schon mehrere andere Paare tummelten. Wir kamen mit unseren neuen Bekannten schnell zur Sache, und in meiner Erregung habe ich dann so allmählich alles andere um mich herum vergessen. Das ist beim Swingen bei mir meistens der Fall. Irgendwann spürte ich die Zunge des anderen Mannes zwischen meinen Beinen, was sich wundervoll anfühlte – bis ich realisierte, dass eben dieser Mann an meinen Brüsten saugte. Ich warf einen Blick zur Seite, und sah, dass auch Benno anderweitig beschäftigt war. Zwischen meinen Beinen war ein ganz anderer Mann, den ich bis zu diesem Augenblick überhaupt noch nicht bemerkt hatte. Aber da war keine Empörung in mir, sondern einfach nur Erregung und Geilheit. Neben uns hatten sich inzwischen zwei weitere Paare niedergelassen. Und aus den beiden Vierern war ein Achter geworden. Keine Ahnung, ob das zufällig passiert war oder es jemand darauf angelegt hatte. Auf jeden Fall machten alle mit, und es war extrem geil. Es ging wild durcheinander.*

Genau dieses Durcheinander ist es, was manche Swinger beim Gruppensex in einer größeren Runde reizt. Da wandern Hände durch das Knäuel, und oftmals weiß man gar nicht mehr so recht, wer einen da berührt, leckt oder was auch immer. Das ist für viele der ultimative Kick. Bei privaten Treffen weiß man natürlich normalerweise, wer so alles dabei ist, und kann daher etwas unbefangener mitmachen als bei solch zufälligen Konstellationen im Club.

Eine sehr sanfte Begegnung, die über einen Vierer hinausging, haben wir dabei in besonders schöner Erinnerung. Wir wurden von einem befreundeten Paar zu einem erotischen Abend eingeladen. Und an diesem Abend, so kündigten sie uns an, würden sie uns gern ein weiteres Paar vorstellen, von dem sie meinten, dass das gut zu uns passen würde. Das war ein bisschen wir ein Weihnachtsgeschenk: Man ist neugierig, was man wohl bekommen wird. Unsere Gastgeber standen bei dem Treffen zunächst ganz im Mittelpunkt. Denn für uns waren sie ebenso die vertrauteren Menschen wie für die beiden anderen Gäste. Im Laufe des erotischen Spiels änderte sich der Fokus aber: Der Reiz des Neuen wurde stärker, und wir konzentrierten uns mehr und mehr auf die anderen. Natürlich nicht ausschließlich. Wir tauschten mehrfach hin und her, es war wirklich ein Liebesspiel zu sechst, und am Ende des Abends lagen eine Menge gebrauchter Kondome im Papierkorb.

So etwas haben wir bereits mehrfach erlebt, auch mit mehr als sechs Beteiligten, manchmal auch mit weiteren Einzelpersonen – Männern wie auch Frauen. Dabei mögen wir auch gern private Spieleabende, die fast immer in ein munteres Durcheinander münden (siehe auch Kapitel 17).

Wir sind auch schon in den Genuss einer Orgie gekommen, bei der mehr Frauen als Männer anwesend waren. So etwas ist eine eher seltene Konstellation, die sich gleichwohl viele Swingerpaare wünschen. Wir waren bei einem privaten Treffen, bei dem insgesamt fünf Paare anwesend waren: vier klassische Mann-Frau-Paare sowie ein lesbisches Paar, das aber durchaus auch offen war für Begegnungen mit männlichen Wesen. Vier Männer und sechs Frauen ist eine Konstellation, von der viele Swinger träumen – vor allem Männer. Und wir können (beide) bestätigen: Es ist tatsächlich traumhaft. Die Frauen können ihre Bi-Neigung (falls vorhanden) ausleben, und die Männer können sich wie der sprichwörtliche Hahn im Korb fühlen.

Dass solche Partys mit Frauen-Überschuss eher selten zustande kommen, liegt ganz einfach daran, dass einzelne Frauen eher zurückhaltend sind mit dem Besuch solcher Veranstaltungen. Bei Männern ist das anders. Ist ein Abend, sei es privat oder im Club, als Überschuss-Party ausgewiesen, dann kann man ziemlich sicher sein, dort eine größere Zahl einzelner Männern anzutreffen. Manche Paare laden gezielt mehrere Männer ein, um eine solche Gangbang-Party zu feiern. Auch wenn Kirsten es durchaus mag, mal von zwei Männern gleichzeitig verwöhnt zu werden, sind Treffen mit großem Männerüberschuss nicht unser Fall. Im Gegenteil: Zu viele einzelne Männer im Rudel schrecken uns eher ab. Damit gehören wir selbst in Swingerkreisen nicht eben zu einer kleinen Minderheit.

Aber Gangbang hat seine Anhänger – bei beiden Geschlechtern. Auch Carmen und Benno gehören dazu. Carmen beschrieb uns ihre sehr spezielle Lieblingsphantasie so:

*Ich liege nackt auf einem Podest, drum herum stehen viele nackte Männer, die mich nacheinander und auch gleichzeitig in verschiedenen Stellungen nehmen. Und am Ende spritzen sie mich alle an, und ich bin von Kopf bis Fuß mit Sperma verschmiert.*

Nein, erklärte sie uns anschließend bedauernd. So hätte sie das leider noch nicht erlebt. Allenfalls in Ansätzen. Ihr aufregendstes Erlebnis in dieser Hinsicht, so berichteten die beiden, hätten sie bei einer Konstellation mit zwei Frauen und sechs Männern gehabt. Aber das sei ein absoluter Glücksfall gewesen, den sie so noch nicht hätten wiederholen können. Denn es sei gar nicht so einfach, die geeigneten Mitspieler für einen Gangbang-Abend zu finden.

Obwohl Männer deutlich weniger Scheu haben, allein swingen zu gehen, haben nicht nur Carmen und Benno diese Erfahrung gemacht. Offenbar trauen sich am Ende trotz wilder Phantasien manche Männer dann doch nicht, ihre Wünsche in die Realität umzusetzen. In den Swingerforen im Internet wird das immer wieder berichtet. Ein Paar schilderte seine Erfahrungen so:

*Wir haben 30 Herren angeschrieben, von denen
20 geantwortet haben. Von denen haben zehn für
den Abend zugesagt. Ein paar Stunden vor dem
Treffen haben davon vier per SMS oder Telefon
wieder abgesagt. Tatsächlich gekommen sind drei.
Von den anderen haben wir nie wieder etwas gehört. Die drei, die tatsächlich gekommen waren,
waren nach 20 Minuten fertig – und danach zu
nichts mehr in der Lage. Der Abend war eine einzige Enttäuschung.*

Dieses Paar berichtete dann weiter, dass es bei einem erneuten Versuch mit weitaus mehr Männern
Mailkontakt hatte, um am Ende immerhin sechs
Männer für eine Frau zu haben, von denen zwei dann
auch eine recht gute Standfestigkeit bewiesen, so dass
es schließlich doch zu jenem Gangbang-Abend in der
halbwegs gewünschten Form kam. Ein anderes Paar
berichtete in diesem Forum hingegen von einer wahren Massenorgie, für die es jede Menge Mitspieler
gefunden hatte: 18 Frauen und 67 Männer – wo auch
immer so etwas dann stattfinden mag.

Mit deutlich weniger Aufwand verbunden ist es natürlich, zu einer Gangbang-Party zu gehen, die von
manchen Swingerclubs immer wieder veranstaltet
werden. Meist sind da zahlreiche Männer anwesend –
allerdings weiß man natürlich nie, wer einen so erwartet. Zudem scheint es so zu sein, dass Gangbang
im Club etwas softer abläuft als im privaten Rahmen.
Offenbar enthemmt die geschützte Atmosphäre einer
Privatwohnung doch stärker als ein Swingerclub, wo

man letztlich nie weiß, wie die anderen reagieren. Das weiß man zwar auch zu Hause nicht, aber die Situation ist immerhin besser überschaubar.

Carmen und Benno erzählten uns von einem Abend mit fünf Paaren, bei denen eine Frau ausgelost wurde, die dann von allen anwesenden Herren gleichzeitig verwöhnt wurde. Später wurde dann die nächste Frau ausgelost. Pech hatten allerdings die Damen, die zum Schluss drankamen. Da hatte die Standfestigkeit der Herren doch schon beträchtlich nachgelassen. Das Ganze sei als Spiel zwar insgesamt recht spannend gewesen, für die anwesenden Frauen, die einen Gangbang-Abend erleben wollten, aber nicht die große Erfüllung. Schließlich hatten sie den größten Teil des Abends eher passiv verbringen müssen. Wenn Carmen und Benno Lust auf Gangbang haben, achten sie seither darauf, dass zumindest ein gewisser Männerüberschuss vorhanden ist. Und sie bestätigen, was man in der Szene immer mal wieder hört: Gangbang kann süchtig machen – vor allem die Frau.

Es gibt viele Spielarten beim Gruppensex mit mehr als vier Beteiligten. Auch wenn wir, wie bereits erwähnt, den eher etwas softeren und überschaubareren Rahmen zu viert bevorzugen, lockt uns auch immer mal wieder das wilde Durcheinander. Wobei wir aber doch gern zumindest halbwegs den Überblick behalten.

Auch (und gerade!) beim wilden Durcheinander mit vielen Beteiligten sollte man eben nicht alle Hemmungen fallen lassen, sondern im Blick behalten, was passiert (auch wenn diese Aufgabe manchmal ausschließlich der männliche Part übernimmt). Wenn es beim Gruppensex wild durcheinander geht, dann reicht es nicht nur, dass ein Mann ein Kondom über dem Schwanz hat. Es sollte auch ein frisches Kondom sein – und nicht eins, das bereits in ein, zwei anderen Damen gesteckt hat. Solche simplen Regeln werden von manchen Männern gern mal außer Acht gelassen. Ganz einfach deshalb, weil es natürlich eine gewisse Spaßbremse im bunten Treiben bedeutet, wenn man sich erst vom benutzten Gummi trennen muss, um ein frisches wieder drüberzuziehen. Trotzdem sollte jeder im Sinne der eigenen Gesundheit darauf bestehen.

Dass bei einem wilden Gefummel mit vielen Mitspielern das Risiko von Pilzerkrankungen steigt, versteht sich von selbst. Dagegen kann man sich kaum schützen, denn niemand wird erwarten, dass sich jemand erst die Hände wäscht, bevor seine Finger von einer Muschi zur nächsten wandern. Diese Gefahr nehmen die Mitspieler beim Gruppensex in Kauf. Ein wenig reduzieren kann man das Risiko, Pilze weiterzugeben, indem man seine Finger zumindest zwischendurch gründlich ableckt, bevor sie von einer zur anderen Muschi wandern. Speichel wirkt verdünnend und neutralisierend. Dass man mit Sperma an den Fingern keine fremde Muschi betasten sollte, versteht sich dabei eigentlich von selbst. Eigentlich. Ansonsten hilft gegen Pilze und andere Erreger nur ein stabiles Immunsystem, für das man ohnehin sorgen sollte.

So mancher Leser mag sich nach Lektüre dieses Kapitels mit Grausen abwenden. Auch wir praktizieren längst nicht alles, was wir hier gerade beschrieben haben. Aber Gruppensex und wildes Durcheinander sind vermutlich gar nicht so unnatürlich, wie es beim Blick durch unsere Zivilisationsbrille zunächst scheint. Hilfreich ist, vielleicht noch einmal einen Blick zurück in die Entwicklungsgeschichte unserer Spezies zu werfen (siehe auch Kapitel 1). Diesmal allerdings nicht bis in die Höhlen der Steinzeit, sondern noch erheblich weiter zurück: in die Urwälder Afrikas.

Vielleicht haben Sie schon einmal von den Bonobos gehört, einer kleinen Art von Menschenaffen, die in Zentralafrika lebt. Dort gehört Sex (einschließlich Geschlechtsverkehr, Oralsex und Zungenküssen) zum ganz normalen Sozialverhalten. Innerhalb einer Gruppe (meist so etwa 40 bis 120 Tiere) treibt es dort praktisch jeder mit jedem – und das bei so ziemlich jeder Gelegenheit. Bei den Bonobos herrscht ein sexuelles Durcheinander, das jeden Swingerclub mühelos in den Schatten stellt. Und Bonobos sind nicht nur die sexuell aktivsten Primaten, sondern auch die friedlichsten. Zwar gibt es auch in ihren Gemeinschaften immer wieder Konflikte, aber die werden regelrecht weggevögelt. Das Sozialkonzept der Bonobos lautet: Frieden durch Sex. Bei Menschen werden Konflikte bekanntlich anders ausgetragen – meist mit unerfreulicheren Mitteln.

Bonobos sind übrigens unsere nächsten Verwandten. Rund 99 Prozent des Erbgutes von Bonobos und Menschen sind identisch. Der gemeinsame Vorfahre von Bonobo, Schimpanse und Mensch hat vor etwa fünf bis sechs Millionen Jahren Afrika durchstreift. Hätten

214

wir noch ein bisschen mehr vom Bonobo in uns, könnte die Welt vielleicht ein wenig erotischer und friedlicher sein. Aber irgendetwas muss in unserer Entwicklungslinie wohl schiefgelaufen sein. Schade eigentlich.

## Unser Tipp:

Gerade beim Gruppensex mit mehr als vier Beteiligten sollte man nicht völlig den Überblick verlieren – und darauf achten, dass Kondome nicht nur benutzt, sondern auch gewechselt werden.

## 27. Eins und zwei:
   Sex zu dritt

Swingen bedeutet sehr häufig Sex zu viert – oder auch zu sechst oder auch mit noch mehr Mitspielern. Meist sind Swinger jedenfalls als Paar unterwegs. Es gibt allerdings auch Paare, für die der Reiz fremder Haut vor allem darin besteht, einen einzigen fremden Mitspieler zu haben – sei es ein Mann, sei es eine Frau. Vor allem Paare, bei denen die Frau eine ausgeprägte Bi-Neigung hat, suchen oftmals kein Paar, sondern ganz gezielt eine Solofrau als Mitspielerin. In den Swingerforen stößt man immer wieder auf solche Kontaktwünsche. Beispielsweise heißt es dann in einem solchen Profil:

> *Wir suchen ein Paar oder eine liebe Bi-Frau. Einzelne Männer sollten uns nicht anschreiben. Die suchen wir uns selbst.*

Oder auch nicht. Wer als Mann so etwas liest, sollte das ernst nehmen und sich eine Mail sparen. Bei Paaren, die eine solche Aussage machen, steht höchst wahrscheinlich die Bi-Neigung der Frau im Mittelpunkt – und die kann ein einzelner Mann logischerweise nicht befriedigen. Dummerweise sind in Swingerforen (sofern es sich nicht um reine Paarforen handelt) aber eher einzelne Männer als einzelne Frauen unterwegs. Paare, die ausdrücklich eine einzelne Frau als Mitspielerin wünschen, müssen oftmals sehr lange suchen – und manchmal tun sie das auch vergeblich. In den entsprechenden Diskussionsgruppen der Swingerforen wird von dieser Erfahrung immer wieder mit einem gewissen Missmut berichtet: Einen einzelnen Mann zu finden ist leicht – eine einzelne Frau nahezu unmöglich. Wobei es aber auch immer die Frage ist, was genau man sucht, welche Ansprüche man stellt und natürlich auch, wie attraktiv man selbst wirkt.

Manche Paare entschließen sich nach einer langen und vergeblichen Suche manchmal zu der sogenannten 3+1-Lösung. Sie treffen sich mit einem anderen Paar, das ebenfalls gern eine zweite Frau dabei hätte, und dann hält sich mal der eine und mal der andere Mann zurück. Ob er dem Liebesspiel der anderen drei nur zuschaut oder gar nicht anwesend ist, ist natürlich Geschmackssache. Eine ganze Reihe von Paaren berichten, dass sie zuweilen solche Treffen haben. Das ist dann zwar nicht die berühmte Solofrau, die Sex mit einem Paar hat, aber es ist so ähnlich.

Der Reiz an einem solchen Dreier, bei dem ein Mann Sex mit zwei Bi-Frauen hat, liegt auch darin, dass da wirklich jeder mit jedem Sex hat. Wir durften so etwas schon mehrfach erleben und können nur bestätigen, dass das eine wundervolle Sache ist. Wobei eine solche Konstellation für einen Mann natürlich besonders spannend ist, wenn die Bi-Neigung der beiden Frauen nicht übermäßig ausgeprägt ist und sie sich auch ausgiebig um ihn kümmern.

Wenn ein Mann sogar Sex mit zwei Hetero-Frauen hat, dann ist das für ihn oftmals der ultimative Kick, weil sich dann nämlich beide Damen sehr stark auf ihn konzentrieren. Vermutlich wird in solchen Momenten bei einem Mann das uralte genetische Programm aktiviert, das vor vielen Jahrtausenden in einer Zeit entstand, als ein Mann als Clanführer viele Frauen hatte. In den Harems islamischer Fürsten findet dieses Programm bis heute zuweilen eine sehr reale Anwendung. Und es gibt wohl so gut wie keinen Mann auf diesem Planeten, der sich nicht gelegentlich einmal (zumindest heimlich) wünscht, Sex mit zwei Frauen zu haben. Die genetische Programmierung vergangener Jahrtausende ist da unglaublich mächtig.

Aber auch Frauen (obgleich genetisch deutlich seltener auf Clanführer programmiert), genießen den Sex mit zwei Männern. Von zwei Männern begehrt zu werden, die sich liebevoll und intensiv mit ihr beschäftigen, streichelt das Ego einer jeden Frau. Sie steht im Mittelpunkt, sie ist es, um die sich alles dreht, sie wird verwöhnt, sie darf sich als Königin fühlen. Alexandra, eine Frau von Mitte 40, beschrieb ein entsprechendes Erlebnis so:

*Michael und ich waren seit 20 Jahren zusammen, und vor ihm hatte ich nur sehr wenige sexuelle Begegnungen gehabt. Ich habe mich deshalb immer mal wieder gefragt, ob ich vielleicht etwas verpasst habe. Fremdgehen kam für mich aber nie infrage. Irgendwann kam beim Sex dann aber jedoch diese Phantasie auf, wie es wohl wäre – so mit einem zweiten Mann im Bett. Michael sagte zwar, ihm wäre eine zweite Frau lieber, aber er konnte sich durchaus auch mit dem Gedanken anfreunden, einen zweiten Mann einzuladen. Allerdings blieb das eine ganze Weile nur Phantasie. Und dabei wäre es wohl auch geblieben, wenn Michael nicht beschlossen hätte, mir das zu schenken. Jedenfalls überraschte er mich irgendwann mit den Fotos von vier Männern und fragte, welcher mir am besten gefalle. Mit den vier Typen hatte er im Internet Kontakt aufgenommen, alle vier hatte er bei einem Kaffee auch schon in Augenschein genommen und für tauglich erachtet – und jetzt sollte ich mir allen Ernstes einen aussuchen. Was ich nach einigem Zögern schließlich auch tat. Wir trafen uns dann an einem Samstagnachmittag zu dritt in einem Bistro und ich stellte fest, dass der Mann ganz sympathisch war. Also verabredeten wir uns erneut und trafen uns für einen Saunabesuch. Soweit war das ja alles noch ganz unverfänglich. Wir gehen oft mit Freunden in die Sauna, da ist nichts dabei. Aber hier lag etwas anderes in der Luft, und ich stellte fest, dass der Mann mich immer wieder ansah – und ich auch ihn. Nach der Sauna gingen wir zu uns, kochten zusammen und landeten schließlich in unserem Ehebett, wo die beiden mich gemeinsam massiert haben. Ganz sanft und ganz zärtlich und mit sehr viel Massageöl. Das war wundervoll, vier Hände zu spüren. Aber es ist dann eben auch nicht bei der Massage geblieben. Erst hat Michael angefangen, mich zu küssen, dann hab ich auch die anderen Lippen auf*

*meiner Haut gespürt. Naja, und dann kam eben*
*eins zum anderen. Es war ein unglaublich geiles*
*Erlebnis, auch wenn ich mit dem anderen Mann*
*nicht geschlafen habe. Bei einem weiteren Treffen*
*zu dritt dann aber schon.*

Für Alexandra und Michael war dieses Abenteuer der Einstieg in die Swingerwelt. Sie gehen seither in Clubs und zwar bevorzugt in solche, die auch einzelnen Männern Zutritt gewähren. Wenn sie dort ein anderes Paar finden, dann haben sie auch durchaus mal Sex zu viert – aber der Sex zu dritt mit einem zweiten Mann steht normalerweise im Mittelpunkt. Michael erlebt das so:

*Es macht mich an, wenn Alexandra Sex mit einem anderen Mann hat. Wenn ich sehe, wie sie einen fremden Schwanz bläst oder von einem anderen Mann gefickt wird, dann werde ich wahnsinnig heiß. Vermutlich bin ich ein Voyeur. Ich sehe im Club auch gern anderen Paaren beim Sex zu. Aber nichts macht mich auch nur annähernd so an, wie meine Frau beim Fick mit einem anderen Mann zu erleben.*

Michael gab zwar zu, dass er sich auch mal einen Dreier mit einer zweiten Frau wünschen würde. Aber damit hätte Alexandra einige Probleme. Wobei die beiden vermutlich auch Probleme gehabt hätten, dafür eine zweite Frau zu finden, denn Alexandra hat für sich nicht die geringste Bi-Neigung entdecken können. Einen zweiten Mann hingegen findet sie wundervoll.

Unser Tipp:

Auch für Hetero-Paare sind Dreier eine spannende Sache – und ein wundervolles Geschenk für den Partner.

## 28. Von Frau zu Frau:
## Ein bisschen bi

Männer, die eine Bi-Frau an ihrer Seite haben, kommen dagegen schon eher in den Genuss eines Dreiers mit zwei Frauen. Und Bi-Frauen sind in der Swingerszene gar nicht mal selten – auch wenn Außenstehende sich das manchmal nicht so recht vorstellen können. Wir haben einmal in einem Profil eines Single-Mannes bei *joyclub.de* folgenden Absatz gelesen:

*Dieses ständige Geseiere von Paaren, dass sie eine zweite Frau suchen, weil ja die eigene Partnerin bi ist! So ein Scheiß. Das kauft doch zu 90 Prozent nur noch ein Toter ab. Nach mehrfacher Fickerei mit dem eigenen Partner wird es für IHN halt abgefuckt und langweilig, und ER will Abwechslung im Bett. Warum dann bitte nicht gleich ein Einzelprofil des Mannes, mit dem Gesuch nach einem Zwischenfick mit etwas Neuem? Nein, da wird der Frau des Hauses mal schnell eingeredet, du bist jetzt bi und wir suchen dir schon was Flottes für einen Muschischleck. Arm, sag ich da nur.*

Nach unserer Erfahrung ist diese Aussage so falsch wie nur etwas falsch sein kann. Abgesehen davon, dass wir es als unschön empfinden, in seinem Profil gleich mal eben eine Menge anderer Menschen zu beschimpfen, fragt man sich doch: Woher hat der Mann seine Erkenntnisse? Offensichtlich nicht aus realen Begegnungen mit Swingerpaaren jedenfalls. Denn sonst wüsste er, dass Frauen in dieser Szene tatsächlich oftmals mehr oder weniger bi sind. Auch wenn manche das anfangs vielleicht selbst gar nicht realisieren.

Auch für Kirsten war es eine Überraschung, als sie zu Beginn unserer Swingerzeit bei einem Clubbesuch in einer Fummelsituation in einem halbdunklen Gang von einer Frau angefasst wurde – und es sie erregte. Bis zu diesem Zeitpunkt hätte sie eine Bi-Neigung ausdrücklich verneint. Aber diese fremde Frau, die da ihre Hände über Kirsten Körper wandern ließ, war sehr einfühlsam und zärtlich, so dass Kirsten ihre Augen schloss und es einfach genoss. Steffen betrachtete diese Szene fasziniert und eher passiv, und auch der andere Mann ließ die beiden Frauen in diesem Augenblick ganz für sich. Vor allem, dass Kirsten begann, die Zärtlichkeiten der fremden Frau zu erwidern, erstaunte Steffen – und Kirsten selbst auch. Kurze Zeit später waren wir mit diesem Paar in einem Separee, und Kirsten genoss es, sechs Hände auf ihrem Körper zu spüren – während sich ihre eigenen Hände auch immer wieder zu der anderen Frau schoben und diese streichelten. Nur die Küsse der anderen Frau auf ihren Lippen mochte Kirsten in dieser Situation nicht so recht erwidern. Aber die Lippen der Fremden zwischen ihren eigenen Beinen konnte sie durchaus genießen. Aktiv lecken, wie die fremde Frau es sich wohl erhofft hatte, mochte Kirsten sie bei dem ersten Erlebnis dieser Art allerdings nicht.

Es passiert ziemlich häufig, dass Frauen, die jegliche Bi-Neigung stets von sich gewiesen hätten, beim Swingen dann plötzlich doch eine Ader dafür entdecken – wenn auch oft nur eine sehr softe. Genau das hat Kirsten erlebt. Es war keineswegs so, dass sie bei diesem Erlebnis nun ihr großes Coming-out hatte und sich fortan auf Frauen konzentriert hätte. Kirsten fühlte sich auch nach diesem hoch erotischen Erlebnis mit einer Frau deutlich stärker zu Männern hingezogen. Aber seither kann sie auch etwas mit Frauen anfangen. Anfangs vor allem passiv, mit der Zeit ist sie da aber auch immer aktiver geworden. Für Außenstehende wirkt Kirsten inzwischen in bestimmten Situationen vermutlich stark bi – was sie nicht ist und wohl auch nicht werden wird. In unserem Internet-Profil steht bei ihr noch immer die eher softe Variante „bi-interessiert". Und sie ist nie in Versuchung gekommen, da den Level zu erhöhen oder das etwas offensiver zu beschreiben. Aber wenn es die richtige Frau ist, dann ist Kirsten dem eigenen Geschlecht gegenüber mittlerweile doch recht aufgeschlossen und geht ein ganzes Stück über das hinaus, was sie bei ihrer ersten Begegnung mit jener Frau im Club getan hat. Da kann sie mittlerweile auf eine ganze Reihe schöner Erlebnisse zurückblicken.

Diese Erweiterung ist für uns beide ausgesprochen reizvoll und eröffnet ein paar zusätzliche Möglichkeiten während des Spiels mit einem anderen Paar. So kommt es vor, dass wir mit den anderen regelrecht ins Knutschen kommen (wir lieben es, mit getauschten Partnern zu küssen). Und bei dieser Knutscherei entsteht dann auch gern mal ein Wechselspiel. Wenn Steffen mit einer anderen Frau leidenschaftliche Zungenküsse ausgetauscht hat, dann will Kirsten oftmals anschließend auch Steffen küssen – oder eben auch mal die andere Frau. So kann ein bunter Wechsel-Reigen entstehen. Allerdings küsst Steffen nicht den anderen Mann. Diese Bi-Variante ist bei uns noch nicht vorgekommen und wir sind (auch und gerade nach jahrelanger Swinger-Erfahrung) sehr sicher, dass das nicht passieren wird.

Für Paare, bei denen alle Partner eine bisexuelle Neigung haben, gibt es da natürlich noch weit mehr Möglichkeiten im Spiel miteinander. Manche Bi-Paare erzählen mit leuchtenden Augen von Vierern, bei denen wirklich jeder mit jedem Sex hat. Wobei diese Neigung bei Männern in der Swinger-Welt nach unserer Beobachtung eher selten ist. Jedenfalls weitaus seltener als bei Frauen.

Wie verbreitet Bisexualität insgesamt ist, kann man nur schwer einschätzen. Der berühmte Kinsey-Report von 1948 behauptet, dass 90 bis 95 Prozent aller Menschen mehr oder weniger stark ausgeprägte bisexuelle Neigungen haben. Eine US-Studie von 2005 kommt hingegen zu dem Ergebnis, dass dies bei gerade mal zwei Prozent aller Menschen der Fall ist. Eine ziemliche Spanne also – und die Wahrheit dürfte wie so oft im Leben wohl irgendwo dazwischen liegen. Eine deutsche Untersuchung aus den Neunzigerjahren differenziert sinnvollerweise zwischen Männern und

Frauen und kommt zu dem Ergebnis, dass etwa fünf Prozent aller Männer bisexuelle Neigungen haben und etwa 20 Prozent aller Frauen. Nach unserer Einschätzung könnte dies durchaus realistisch sein. Wobei der Prozentsatz in der Swingerszene deutlich höher liegen dürfte – vor allem bei Frauen. Hier hat vermutlich mehr als jede zweite Frau eine zumindest leichte Bi-Neigung.

Dabei halten wir allerdings wenig davon, Menschen in bestimmte Kategorien einzuordnen. Was heißt schon schwul oder lesbisch oder bi? Ist ein Mann schon bi, nur weil er ein einziges Mal in einem Swingerclub den Schwanz eines anderen Mannes angefasst hat? Oder erst, wenn er regelmäßig mit anderen Männern Geschlechtsverkehr hat? Steffen (obwohl stock hetero) schaut sich durchaus auch gern einen gut gebauten nackten Mann an. Ihn anzufassen reizt ihn hingegen nicht. Es ist aber durchaus schon vorgekommen, dass er im Gewühl zugelassen hat, dass ein anderer Mann seinen Schwanz in die Hand nahm. Gerade beim Sex mit mehreren Menschen kann viel passieren, was man vorher nicht erwartet hätte. Klare Grenzen, was nun bi ist und was nicht, lassen sich hier kaum ziehen. Die Übergänge sind fließend, sehr fließend sogar. Und gerade diese vielen unscharfen Zwischentöne machen ja durchaus einen Reiz beim Swingen aus. Vor allem Frauen, die sich selbst als absolut hetero einschätzen, lassen beim Swingen manchmal erstaunlich viel Hautkontakt mit anderen Frauen zu. Aber oftmals eben auch nicht mehr als Hautkontakt. Ist das dann schon bi? Oder ist das einfach nur ein liebevoller Umgang mit einem Menschen des eigenen Geschlechts, zu dem Frauen normalerweise weit stärker tendieren als Männer?

Für eine ganze Reihe von Paaren ist die Bi-Neigung der Frau aber auch die wesentliche Motivation, überhaupt in die Welt der Swinger einzutauchen. Karl, ein Mann von Ende 40 erzählte uns dazu folgende Geschichte:

*Ich wollte einfach mal wissen, wie so ein Swingerclub von innen aussieht. Der Gedanke an Gruppensex reizte mich ungemein. Allerdings war ich damals solo – und allein in so einen Club gehen, kam für mich nicht infrage. Also gab ich in unserem Stadtmagazin unter „Lust und Liebe" eine Anzeige auf, in der ich gezielt nach einer Frau für einen gemeinsamen Clubbesuch suchte. Die Zahl der Antworten war sehr übersichtlich. Um genau zu sein: eine einzige. Aber die war ein Volltreffer. Die Frau, die ich dann in einem Bistro traf, war einfach umwerfend. Und als ich sie fragte, was denn für sie der Reiz am Swingerclub sei, antwortete sie:*

*„Ich habe einfach mal wieder Lust auf eine andere Frau."*

*Das war nicht ganz die Antwort, die ich erwartet hatte. Da kam bei mir die Sorge auf, dass sie mich dann im Club links liegen lassen und sich auf Frauen konzentrieren würde. Aber die Sorge war unbegründet. Sie war keineswegs lesbisch, sie war eben bi. Wir hatten viel Spaß in dem Club. Wir zwei zusammen, wir zwei mit einem anderen Paar und eben auch die beiden Frauen. Wir haben uns nach dieser Nacht allerdings nie wiedergesehen. Das Ganze war von vornherein nur für diese eine Nacht gedacht – und dabei blieb es auch. Leider.*

Karls Geschichte von der fremden Frau, die wegen ihrer Bi-Neigung zunächst einen Mann sucht, ist zwar ziemlich ungewöhnlich, aber dass eine Bi-Frau in einen Club geht, kommt häufig vor. Und manche Frauen, die wegen ihrer Bi-Neigung zwar ein Clubbesuch reizt, wollen eben nicht allein gehen – und suchen sich daher eine Begleitung (siehe auch Kapitel 11).

In festen Partnerschaften empfinden manche Männer die bisexuelle Neigung ihrer Frau als eine Bedrohung – und manche als einen Lottogewinn. Es ist immer die Frage, wie man die Dinge sieht oder sehen will. Während die einen Konkurrenz fürchten, öffnet sich für die anderen die Tür zu einer Welt, von der sie längst insgeheim geträumt hatten, aber nie wussten, wie sie sie betreten sollten. So war es auch für Regine und Carsten (beide Ende 30). Regine beschrieb das so:

*Ein bisschen habe ich mich schon immer zu Frauen hingezogen gefühlt. Aber ich hatte es nie ausgelebt. Als ich dann mit Mitte 20 Carsten kennenlernte und wir heirateten, war der Gedanke an*

*irgendwelche sexuelle Eskapaden weit weg. Unse-*
*re Beziehung war harmonisch, unser Sex toll. Ich*
*vermisste nichts. Aber nach über zehn Jahren Ehe*
*schlich sich doch immer mal wieder dieser Gedan-*
*ke ein, was wohl wäre wenn. Ich ertappte mich*
*dabei, wie ich immer wieder auch andere Frauen*
*ansah und bei einer freundschaftlichen Umar-*
*mung mit einer anderen Frau ein ganz klein we-*
*nig länger festhielt als eigentlich normal gewesen*
*wäre. Da Carsten und ich schon immer ein sehr*
*offenes und ehrliches Miteinander hatten, habe*
*ich ihm dann erzählt, dass mich eine andere Frau*
*durchaus mal reizen würde. Seine Reaktion hat*
*mich total verblüfft:*

*„Du solltest es ausprobieren", sagte er ganz ein-*
*fach.*

*Und als ich ihn fragte, ob er denn überhaupt*
*nicht eifersüchtig sei, wenn ich Sex mit jemand*
*anders hätte, sagte er nur:*

*„Nicht wenn dieser jemand anders eine Frau ist.*
*Und schon gar nicht, wenn ich dabei bin."*

*In meinen Phantasien war es zwar nicht um Sex*
*zu dritt gegangen, aber irgendwie hatte Carsten*
*ja auch recht: Wenn er dabei ist, dann ist das kein*
*Sex außerhalb unserer Beziehung, also kein*
*Fremdgehen. Deshalb suchten wir zunächst in*
*einem Swingerforum nach einer einzelnen Frau.*
*Aber das gestaltete sich schwierig. Und wir stell-*
*ten fest, dass es dort jede Menge Paare gab, die*
*eine einzelne Frau suchten – und nur sehr wenige*
*Frauen, die ein Paar suchten. Also probierten wir*

*es in einem Swingerclub. Und da haben wir dann*
*auch gefunden, was wir gesucht hatten. Wir ha-*
*ben an der Bar ein anderes Paar kennengelernt,*
*die Frau hatte mich mit Blicken angeflirtet, und*
*irgendwie hab ich gleich gespürt, dass sie mich*
*will. Wir zogen uns zu viert in ein Separee zu-*
*rück und die andere Frau und ich sind regelrecht*
*übereinander hergefallen. Wir haben uns geküsst,*
*mit den Händen und Lippen erforscht und auch*
*geleckt. Ich war total heiß auf diesen weiblichen*
*Körper. Glücklicherweise waren unsere Männer*
*so einfühlsam, dass sie sich erst einmal zurückge-*
*halten haben. Vor allem zu Anfang hätten mich*
*männliche Hände gestört – selbst die von Cars-*
*ten. Als die beiden sich später dann doch noch*
*eingemischt haben, war das in Ordnung. Zumal*
*sich jeder Mann vor allem seiner eigenen Frau*
*gewidmet hat. Dass der andere mich dann auch*
*ein bisschen angefasst hat und auch Carsten die*
*andere Frau, war völlig okay. Das ergab sich*
*dann wie selbstverständlich aus der Situation.*
*Wir haben dieses Paar dann später auch mehrfach*
*privat getroffen, und irgendwann haben auch*
*Carsten und die andere Frau und auch der andere*
*Mann und ich etwas mehr gemacht als nur*
*Fummeln. Aber es war immer so, dass der Sex*
*zwischen der anderen Frau und mir im Mittel-*
*punkt stand und sich die Männer eher zurückge-*
*halten haben. Auch bei späteren Kontakten mit*
*anderen Paaren haben wir das meist so gehalten.*
*Erst die Frauen und dann so nach und nach die*
*Männer dazu. Mit dieser ersten Frau treffe ich*

*mich übrigens noch immer, auch mal nur zu*
*zweit. Für Carsten ist das mittlerweile in Ord-*
*nung – solange das unter Frauen bleibt, wie er*
*sagt. Und das bleibt es ja.*

So wie Regine und Carsten erleben das zahlreiche
Paare. Vor allem solche, bei denen die Frau eine sehr
starke Bi-Neigung hat – was Regine nach diesem ersten Erlebnis von sich durchaus sagen würde. Sie hatte
es zuvor nur jahrelang unterdrückt. Als sie es dann
ausprobierte, kam es mit Macht aus ihr heraus. Spät,
aber gewaltig. Dass Bi-Frauen von ihren Männern
eine gewisse Zurückhaltung erwarten, ist ebenfalls ein
häufiges Phänomen. Vielen Frauen gefällt die Vorstellung überhaupt nicht, ihr Partner könnte mit einer
anderen Frau schlafen – obgleich sie selbst genau
diesen Tagtraum haben. Und ihn auch leben.

In den Paar-Profilen in den entsprechenden Internetforen kann man meist die Bi-Neigung angeben. Da
steht dann beispielsweise: „ausgeschlossen" oder
„unerfahren" oder „neugierig" oder „manchmal"
oder „überwiegend"– oder auch: „Voraussetzung".
Letzteres kann man extrem selten beim männlichen,
aber durchaus immer mal wieder beim weiblichen
Part eines Swingerpaares lesen. Bei Männern steht
sehr oft „ausgeschlossen", bei Frauen meist irgendeiner der Zwischentöne. Paare, bei denen sich die Frau
sehr stark zu anderen Frauen hingezogen fühlt, suchen vor allem Paare, bei denen auch die Frau eine
entsprechend starke Bi-Neigung hat – oder gleich eine
einzelne Frau. Werden sie bei der Suche nach einer

Solofrau fündig, ist das für Männer zwar verlockend, kann allerdings auch unerwartete Nebenwirkungen haben. Carsten hat das erlebt:

*Wir hatten nach diversen Erlebnissen im Club dann doch noch eine einzelne Frau gefunden. Regine hatte sie im Internet entdeckt, und irgendwann kam sie uns besuchen. Ich war bestimmt genauso aufgeragt wie meine Liebste. Aber schon beim Abendessen merkte ich, dass ich zu der anderen Frau längst nicht so einen guten Draht hatte wie Regine. Naja okay, dachte ich mir, die Frauen stehen eben im Mittelpunkt. So soll es sein. Als wir dann später zu dritt im Schlafzimmer landeten, hielt ich mich erst mal zurück. So war das abgesprochen, so will Regine das immer. Es ist natürlich total geil, im Sessel zu sitzen und zwei Frauen beim Liebesspiel zuzuschauen. Aber als ich mich dann irgendwann einmischen wollte, haben die beiden mich geradezu ignoriert. Sie haben mich nicht abgewiesen, ich habe beide gestreichelt und ihre nackten Körper geküsst – aber ich hatte das Gefühl, die bemerken das fast gar nicht. Sie blieben die ganze Zeit komplett auf sich konzentriert, und irgendwann habe ich es aufgegeben. Ich habe mich wieder in den Sessel gesetzt und ihnen zugeschaut. Und sie haben mich auch später nicht dazu gebeten. Das hat mich ziemlich irritiert, und ich muss gestehen, dass ich seither doch Kontakte mit Paaren vorziehe.*

Regine beschrieb das Spiel mit der Frau als sehr innig und sehr intensiv. Und sie räumte ein, dass sie Carsten dabei tatsächlich ausgeblendet hatte. In der Folge dieses Erlebnisses hat sie sich dann auch ohne Carsten mit anderen Frauen getroffen. Für ihren großzügigen Mann ging das in Ordnung (was nicht unbedingt bei allen Paaren so wäre). Einmal folgte Regine sogar einer Einladung zu einem sogenannten „Damenkränzchen" – also einem Treffen mehrerer Swinger-Frauen ohne Mann. Über Details dieses Treffens allerdings schwieg sie sich aus.

Auch wenn Carsten vom Sex zu dritt geträumt hatte: Dieses Erlebnis war nicht das, was er sich vorgestellt hatte. Aber er wusste, dass er seiner Frau diesen Freiraum lassen musste, nachdem sie ihre ausgeprägte Bi-Neigung entdeckt hatte und sie ausleben wollte. Allerdings belohnte ihn Regine später für seine Großzügigkeit und seine Geduld – indem sie ihn an einem Samstagabend mit dem Besuch einer lieben Freundin überraschte, mit der sie abgesprochen hatte, dass sich beide Frauen voll auf ihn konzentrieren würden. Und das taten sie dann auch.

„Allein für diese eine Nacht", erzählte Carsten, „hat sich das alles gelohnt."

Paare, bei denen die Frau bi ist, finden in der Welt der Swinger fast immer Möglichkeiten, ihre Neigungen gemeinsam auszuleben. Für Paare, bei denen der Mann eine Bi-Neigung hat, ist das schon schwieriger. Zum einen ist diese Neigung deutlich seltener zu finden als die weibliche Bisexualität. Zum anderen scheint es bei Hetero-Männern aber auch größere Berührungsängste zu geben als bei Hetero-Frauen.

Das kann jeder schon in seinem ganz normalen Alltag beobachten. Dass sich zwei Frauen zur Begrüßung herzlich umarmen, ist völlig normal. Bei Männern kommt so etwas auch vor, ist aber deutlich seltener. Wir haben in unserem Freundeskreis ein Paar (außerhalb der Swingerwelt), mit dem es immer exakt dieses Begrüßungsritual gibt, wenn wir sie besuchen oder sie uns: Kirsten umarmt die andere Frau, Kirsten umarmt den anderen Mann, Steffen umarmt die andere Frau – und Steffen gibt dem anderen Mann die Hand. Steffen hat nur einen einzigen guten Freund aus Studentenzeiten, den auch er zur Begrüßung umarmt – Frauenfreunde hingegen werden so ziemlich alle mit einer Umarmung begrüßt.

Diese etwas größere Hemmschwelle, die Männer gegenüber dem eigenen Geschlecht haben, findet man auch in der Swingerwelt. Auch Frauen ohne Bi-Neigung haben selten ein Problem damit, mal von einer Frau angefasst zu werden. Männer ohne entsprechende Neigung schieben fremde Männerhände auf der Matte dagegen fast immer weg. Und da Frauen diese erste Schwelle leichter überwinden, entwickelt sich bei ihnen manchmal auch eine softe Bi-Neigung, bei der sie zuweilen auch selbst aktiv werden – so wie sich das bei Kirsten entwickelt hat. Da Männer hingegen schon den ersten Schritt mit dem eigenen Geschlecht nicht machen, gibt es logischerweise auch keinen zweiten oder dritten. Bi-Sex unter Männern findet meist nur statt, wenn sich die Männer ihrer Neigung auch tatsächlich bewusst sind und sie ausleben wollen. Aber das ist in der Swingerszene nur begrenzt verbreitet. Pascal (43), der Mann eines Paares, das sich ausdrücklich als Bi-Paar bezeichnet, erzählte uns dazu folgende Geschichte:

*Wir waren im Swingerclub und hatten das Glück, ein anderes Bi-Paar zu treffen. Irgendwie entwickelte sich dann der Partnertausch so, dass ich auf der Spielwiese mit dem anderen Mann ausgiebigen Oralsex hatte, während unsere Frauen am Rand saßen und nur zusahen. Nach und nach bekamen wir immer mehr Zuschauer, die es offenbar spannend fanden, zwei Männern beim gegenseitigen Blasen zuzusehen. Und so haben wir dann irgendwann die Zuschauer aufgefordert, doch einfach bei uns mitzumachen. Keine Reaktion, betretenes Schweigen – bis dann schließlich einer der Herren aus der Zuschauerrunde sagte:*

*„Danke, aber an solchen Perversitäten beteiligen wir uns nicht."*

*Das war eine ziemlich kalte Dusche und hat uns die Stimmung einigermaßen verdorben.*

Man braucht nicht viel Phantasie sich vorzustellen, wie wohl die Reaktion der Zuschauer gewesen wäre, wenn die Einladung nicht von zwei Männern, sondern von zwei Frauen gekommen wäre. Bi-Männer erleben in der Swingerszene immer wieder, dass Paare die wildesten Gruppensexpartys feiern, sich aber peinlich berührt abwenden, wenn dabei irgendwo Sex unter Männern ins Spiel kommt. Oftmals gehen Bi-Männer deshalb lieber zu den ausdrücklichen Bi-Partys, die von manchen Swingerclubs angeboten werden. Da ist Sex unter Männer meist genauso verbreitet, wie sonst nur der Sex unter Frauen. Oder aber sie treffen sich privat mit Paaren, von denen sie wissen, dass die Neigungen ähnlich sind. Pascals Frau Heidi (36) beschreibt das so:

> *Treffen mit einem anderen Bi-Paar sind schon etwas ganz Besonderes. Wenn es da zum Partnertausch kommt, dann ist noch gar nicht ausgemacht, wer da mit wem tauscht. Meistens haben wir dann wirklich Sex zu viert – also jeder mit jedem und alle zusammen. Berührungsängste, die Hetero-Männer sonst meist mehr oder weniger haben, gibt es da nicht. Und das ist einfach wundervoll.*

Die Neigung zu einem Vierer dieser Art teilen wir zwar nicht, aber wir können uns gut vorstellen, dass Heidi und Pascal ebenso wie andere Bi-Paare da noch ganz andere Erlebnisse haben als wir. Wer für beide Geschlechter offen ist, hat logischerweise mehr Möglichkeiten. Ob daran irgendetwas pervers ist oder nicht, liegt völlig im Auge des Betrachters. Wie heißt es doch so schön in einem Lied der Ärzte:

*„Manche Männer lieben Männer, Manche Frau-*
*en eben Frauen*

*Da gibt's nichts zu bedauern und nichts zu stau-*
*nen*

*Das ist genau so normal wie Kaugummi kauen."*

Dem ist wohl nichts hinzuzufügen.

## Unser Tipp:

Wenn die Frauen eine ausgeprägte Bi-Neigung haben, dann sollten sich die Männer beim Treffen mit anderen Paaren zunächst zurückhalten. Meist lohnt sich diese Zurückhaltung für alle Beteiligten.

## 29. Mit oder ohne:
## Die Wahnsinnigen

Glücklicherweise gibt es keine EU-Verordnung zum Swingen. Ansonsten müsste auf jeder Eingangstür zum Swingerclub stehen: „Swingen gefährdet Ihre Gesundheit." Denn auch wenn in der Szene niemand gern darüber spricht, ist dies eindeutig der Fall. Swinger gehen ein gewisses Gesundheitsrisiko ein – wie alle Menschen, die Sex mit einem neuen Partner haben. Und Swinger haben zuweilen recht häufig neue Sexualpartner.

Beim sexuellen Kontakt mit anderen Menschen kann man sich alles Mögliche holen – nicht nur Aids. Aber das unheimliche Immunschwächevirus eben auch. Und diese Gefahr swingt still und leise immer mit. Bei manchen weniger, bei manchen mehr. Je nach Spielart, Vorlieben und Verhalten.

Vielleicht kurz zu den medizinischen Fakten, die eigentlich hinreichend bekannt sind. Oder zumindest bekannt sein sollten – auch wenn wir immer wieder erstaunt sind, was da so alles verdrängt und behauptet wird. Die bisherigen (immerhin recht gut erforschten) Erkenntnisse über Aids lassen sich in etwa so zusammenfassen:

Anstecken kann man sich vor allem beim ungeschützten Geschlechtsverkehr. Besonders risikoreich ist dabei der Analverkehr (für beide, besonders aber für den passiven Partner). Aber auch der ganz normale ungeschützte Geschlechtsverkehr zwischen Mann und Frau stellt ein Infektionsrisiko dar. Für Frauen ist dieses Risiko gemeinerweise deutlich größer als für Männer. Was für Männer aber kein Signal der Entwarnung sein kann. Es gibt eine ganze Reihe gut dokumentierter Fälle, bei denen sich ein Mann beim ganz normalen (ungeschützten) Vaginalverkehr mit einer Frau infiziert hat. Deutlich geringer wird von Medizinern dagegen das Risiko beim Oralverkehr bewertet. Diese wundervolle Spielart beim Sex wird von den Fachleuten zwar nicht als risikolos angesehen, aber doch immerhin als risikoarm. Bislang gibt es weltweit keinen dokumentierten Fall, in dem Oralverkehr zu einer Infektion geführt hat. Die Bundeszentrale für gesundheitliche Aufklärung beschreibt dies so:

*Oralverkehr ist deutlich risikoärmer als Anal- und Vaginalverkehr: Die Mundschleimhaut ist widerstandsfähiger gegen HIV als andere Schleimhäute, außerdem „spült" der Speichel Erreger von der Schleimhaut ab und wirkt verdünnend. Ein HIV-Risiko besteht, wenn beim „Blasen", „Lecken" oder „Lutschen" Sperma oder Menstruationsblut in den Mund der Partnerin oder des Partners gelangt, doch ist es auch hier wesentlich geringer als beim ungeschützten Vaginal- oder Analverkehr. Bei Aufnahme von Scheidenflüssigkeit ohne Blut ist das Risiko noch einmal geringer, da die Viruskonzentration für eine Ansteckung in der Regel nicht ausreicht.*

*Auch bei Aufnahme des „Lusttropfens" ist das HIV-Risiko äußerst gering.*

Glücklicherweise ist den meisten Swingerpaaren das Gesundheitsrisiko, das sie beim Sex auf sich nehmen, durchaus bewusst. Und diejenigen, die Partnertausch mit Geschlechtsverkehr praktizieren, benutzen normalerweise Kondome – auch wenn es Ausnahmen gibt, die nicht unbedingt vorher geplant sein müssen. Von einer solchen Ausnahme erzählte uns eine Frau aus Berlin:

*Wir machen gern richtigen Partnertausch, auch mit Paaren, die wir neu im Club kennenlernen. Dass wir dabei Kondome benutzen, ist eine Selbstverständlichkeit. Bei einem Clubbesuch ist uns allerdings ein kleines Versehen passiert. Wir waren mit einem Paar auf der Matte, und es war richtig heiß zu viert – mit einem langen Vorspiel mit viel Fummeln und viel Oralsex. Schließlich war ich mit dem anderen Mann Haut an Haut am Rumknutschen und wir haben uns eng aneinandergeklammert. Da war es irgendwann ein fließender Übergang, dass sein steifer Schwanz nicht nur an mir gerieben hat, sondern einfach in mich hineingeglitten ist. Ich war nur geil, und fands heiß, mit ihm zu poppen. Dass er gar kein Kondom drübergezogen hatte, hab ich in dem Moment überhaupt nicht realisiert. Erst, als wir schon voll dabei waren, ist mir das bewusst geworden. Aber da konnten wir einfach nicht*

*mehr aufhören und haben ganz einfach weiterge-*
*macht. Nur als wir fertig waren, kamen mir Be-*
*denken. Und mein Mann und seine Frau haben*
*uns erstaunt angeschaut und waren ziemlich*
*sprachlos. Die beiden hatten ja auch gepoppt, aber*
*ganz brav mit Gummi. Die Stimmung an dem*
*Abend war dann etwas verhalten, und ich bin*
*drei Monate später zum Aids-Test gegangen, der*
*glücklicherweise negativ ausgefallen ist. Ich war*
*an dem Abend derart in Ekstase gewesen, dass es*
*ganz einfach passiert ist. Aber die Ernüchterung*
*hinterher war heilsam – sehr heilsam, kann ich*
*nur sagen. Ich bin sicher, dass mir das nicht noch*
*einmal passiert.*

So ein Versehen mag aus der Situation heraus ver-
ständlich sein, sollte man aber dennoch vermeiden.
Die meisten Menschen mögen genügend Herr ihrer
selbst sein, dass so etwas nicht vorkommt – manche
aber vielleicht auch nicht.

Und dann gibt es gelegentlich auch jene Herren, die
ein solches Versehen bewusst provozieren – vor allem
gegenüber Frauen, die allein im Club sind. Wir haben
so etwas einmal mitbekommen. Auf einer Spielwiese
war ein ziemliches Gewühl entstanden, und es war
kaum noch zu erkennen, wer da zu wem gehörte. Wir
sahen eine Frau, die neben einem auf dem Rücken
liegenden Mann kniete und ihn mit ihren Lippen
verwöhnte. Auch drumherum waren andere Menschen am Fummeln, Lecken und Blasen – ein ziemlich
munteres Durcheinander eben. Die Frau auf den Kni-

en wurde auch immer wieder von anderen angefummelt, ohne dass sie davon sonderlich Notiz nahm, es aber geschehen ließ. Und irgendwann kniete sich ein anderer Mann hinter sie und nahm sie von hinten – was sie offensichtlich genoss, ohne sich auch nur einmal nach ihrem Stecher umzudrehen. Erst als der Mann sich dann wieder aus ihr zurückzog, schaute sie sich um, lächelte ihn an – und plötzlich erstarrte ihr Lächeln beim Blick auf seinen ungeschützten Schwanz.

„Wo ist denn dein Kondom?", fragte sie ihn vorwurfsvoll.

„Da war grad keins", entgegnete der Fremde stammelnd und fügte ziemlich rasch hinzu: „Aber keine Angst, ich bin gesund."

Dass man selbst gesund ist, glaubt natürlich jeder, der nicht definitiv eine gegenteilige Wahrheit kennt. Eine solche Aussage in einer solchen Situation ist aber völliger Blödsinn und lediglich ein Ausdruck von Hilflosigkeit. Wobei auch die Frau reichlich blauäugig war. Es mag ja sein, dass sie grad hoch erregt war, aber bevor eine Frau sich von einem wildfremden Mann den Schwanz reinstecken lässt, sollte sie doch zumindest kurz einen prüfenden Griff an sein bestes Stück legen, um festzustellen, ob da ein Gummi drauf ist oder nicht. Die zwei Sekunden für einen solchen Kontrollgriff sind immer vorhanden und stören die Ekstase nicht. Kirsten hat sich diesen Kontrollgriff sehr schnell zu Beginn unserer Swingerzeit angewöhnt – ganz gleich, in welcher Situation oder mit wie vielen Mitspielern. Bevor ein fremder Mann mit ihr vögeln darf, legt sie stets kurz Hand an ihn. Es sei denn, sie hat ihm selbst das Kondom übergezogen, was als Teil des erotischen Spiels ja auch ganz reizvoll sein kann.

Männer, die eine unübersichtliche Knäuel-Situation zu gummifreiem Geschlechtsverkehr ausnutzen, sind Verbrecher und müssten eigentlich bestraft werden. Leider hört man immer wieder, dass (vor allem Solo-herren) es im großen Durcheinander genau darauf anlegen – vermutlich im Vertrauen auf die vermeintlich geringere Gefährdung des Mannes. Aber soll eine Frau, die überrumpelt wurde, anschließend zur Polizei gehen und sagen, sie sei vergewaltigt worden? Würde sie auf die Nachfrage des Polizisten, wo das denn passiert sei, „im Swingerclub" antworten, so würde der Polizist höchstwahrscheinlich milde lächelnd den Protokollbogen in den Mülleimer werfen und der Frau noch einen schönen Tag wünschen.

Völlig abstrus (und vor allem absolut kein Argument!) ist auch die Aussage des übergriffigen Mannes, es sei kein Kondom zur Hand gewesen. Wenn dem wirklich so gewesen sein sollte, dann hat er eben Pech gehabt. Aber normalerweise herrscht in Swingerclubs nun wirklich kein Mangel an Kondomen. In allen Clubs, die wir kennengelernt haben (und soweit wir recherchiert haben, auch in allen anderen), stehen überall gut gefüllte Schalen oder Körbchen mit Kondomen bereit. Und wenn man auch nur einen flüchtigen Blick in die Abfallbehälter am Rand oder vor den Spielwiesen wirft, dann sieht man dort im Laufe eines Abends jede Menge aufgerissene Kondomverpackungen, beziehungsweise benutzte Gummis. Es redet zwar niemand über das Risiko, aber Swinger sind normalerweise gesundheitsbewusst und schützen sich und andere.

Abgesehen von den Wahnsinnigen. Die gibt es nämlich auch. In den verschiedenen Swinger-Foren im Internet finden sich Gruppen von Paaren, die nicht nur aus Versehen, sondern ganz bewusst Partnertausch ohne Kondom anstreben. Beispielsweise gibt es bei *augenweide.com* eine Gruppe mit dem Namen *Schutz ja! Gummi Nein! (alles ohne)*. Die Paare, die in dieser Gruppe Mitglied sind, werden in der Szene auch kurz als AO-Paare bezeichnet (alles ohne) – und viele andere Paare machen aus gutem Grund einen weiten Bogen um die Mitglieder dieser Gruppe. Glücklicherweise sind diese Wahnsinnigen eine Minderheit, aber man sollte wissen, dass es sie gibt. Auf der Startseite der AO-Gruppe bei *augenweide.com* heißt es:

> *Diese Gruppe richtet sich an alle Paare, die selbstbestimmt (und je nach Situation) auf die Verwendung von Kondomen verzichten, ohne den Schutz vor Krankheiten aus den Augen zu verlieren.*

Wie bitte? Man ist geneigt, sowohl den Titel der Gruppe als auch die Einleitung mehrfach zu lesen, um die innere Logik dieser Aussage zu verstehen. Offen gestanden ist uns das nicht gelungen. Bereits die

Gruppenbezeichnung *(Schutz ja! Gummi Nein!)* ist (gelinde gesagt) rätselhaft. Wie will man sich denn schützen, wenn man ohne Kondom mit fremden Menschen poppt? Die Aussage ist ungefähr so logisch, als setze sich jemand nackt in eine gefüllte Badewanne und behaupte, völlig trocken bleiben zu können. *Schutz ja! Gummi Nein!* ist ebenso ein Widerspruch in sich wie auch der Einleitungssatz auf der Gruppenstartseite. Wer auf Kondome verzichtet, verzichtet auch auf Schutz vor Infektionen. Jede andere Aussage ist Unfug.

Natürlich muss man unterscheiden. Es gibt Paare, die einen festen Hausfreund oder eine Hausfreundin haben und ausschließlich mit diesem einen Dritten ungeschützten Geschlechtsverkehr haben. Wenn das Vertrauen da ist, dass dieser Dritte sich bei eventuellen weiteren Kontakten schützt, dann spricht nichts dagegen, beim Sex zu dritt auf Kondome zu verzichten (sofern die Verhütungsfrage geklärt ist). Oder ein Paar hat eine Liaison mit einem anderen Paar und es gibt zu viert die Absprache (und das Vertrauen), dass ungeschützter Verkehr ausschließlich innerhalb dieses Vierecks bleibt. Dann kann so etwas eine wundervolle Sache sein und das Swingen in dieser Konstellation ungemein reizvoll machen. Katja und Stefan aus dem Rheinland (beide 32) erzählten uns von einer solchen Erfahrung:

*Wir hatten im Internet ein Paar kennengelernt, mit dem alles einfach super passte – beim Sex genauso wie auf geistiger Ebene. Wir hatten mehre-*

*re erotische Treffen einschließlich Partnertausch. Dabei entstand so viel Nähe, dass das fast schon eine Beziehung zu viert war. Bei jedem Partnertausch gab es dann immer so ein süffisantes Grinsen, wenn einer zum Kondom griff. Und dann haben wir einfach mal zu viert über die Sache gesprochen und beschlossen, es ohne zu machen – mit dem Versprechen, dass das ganz exklusiv unter uns so sein darf. Seither sind unsere Treffen mit den beiden einfach der Hammer. Wir haben Sex zu viert und es gibt beim Tauschen nicht mehr diesen lästigen Unterbrecher, wenn man das Gummi drüberzieht. Wir wechseln manchmal hin und her und wieder zurück, und es ist einfach nur geil. Dass die beiden jetzt unser festes Paar sind, heißt aber nicht, dass wir nur noch mit den beiden swingen. Wir geben niemandem ein Streichelmonopol. Dazu sind wir viel zu gern Swinger und lieben dieses Prickeln bei neuen Kontakten und beim Spüren fremder Haut. Wir treffen auch weiterhin andere Paare. Und die beiden auch. Aber bei solchen Kontakten benutzen wir selbstverständlich Kondome. Wie die beiden auch.*

Das ist natürlich eine Variante, mit dem Thema durchaus verantwortungsvoll umzugehen. Sofern man sich darauf verlassen kann, dass ungeschützter Sex innerhalb dieses vereinbarten Rahmens bleibt, dürfte das Risiko zumindest überschaubar sein. Allerdings sollte man sich gut überlegen, wem man wirklich derart vertrauen kann. Wir selbst haben da einmal eine böse Erfahrung gemacht. Zudem können wir nur davor warnen, einen solchen Rahmen weiter zu stecken – also über mehr als ein anderes Paar hinaus. Dann nämlich wird es unübersichtlich. Von einem solchen erweiterten Rahmen erzählte uns ein Paar aus Bayern. Der Mann beschrieb das so:

*Wir hatten eine Einladung zur privaten Party eines festen Kreises von Paaren bekommen, die sich in dieser Konstellation immer wieder trafen. Und bei unserer Ankunft wurden wir von der Mitteilung überrascht, dass in diesem Kreis ohne Kondom gepoppt wurde. Da saßen wir im großen Wohnzimmer der Gastgeber, anwesend waren außer uns noch fünf weitere Paare, und wir waren die Neuen. Alle anderen kannten sich und man versicherte uns, dass dies ein fester Partykreis sei. Die Besonderheit, ohne Kondom zu tauschen, beschränke sich für alle Paare auf diese ganz spezielle Runde. Und wir, die Neuen, sollten nun in diese Runde aufgenommen werden.*

*„Aber woher wollt ihr denn wissen, dass wir keine Krankheiten hier einschleppen?", fragte etwas provozierend meine Liebste – womit nun allerdings ein lustkillendes Gespräch begann. Auf die Frage hatte natürlich niemand so recht eine Antwort, aber immerhin ließen sich die anderen auf das Gespräch ein. Wir teilten ihnen mit, dass wir gern Partnertausch machten, aber eben nicht ungeschützt.*

„Genau", erklärte uns unser Gastgeber. „Das steht ja auch so in eurem Profil und deshalb haben wir euch eingeladen. Wir wollen hier nur Paare dabei haben, die sich schützen. Aber innerhalb dieses Kreises ist das dann eben nicht mehr nötig. Und wer mit anderen swingen geht, nimmt Kondome. Das ist die Regel."

Sie nannten diese Verabredung ihr „Sozialkondom". Sie hätten sozusagen ein großes Kondom über die ganze Gruppe gespannt. Natürlich wollten wir niemanden beleidigen, aber wir stellten dann doch die Frage, woher sie denn wissen könnten, dass sich wirklich alle an diese Regel halten. Der Kreis war ja insgesamt noch etwas größer als die Zahl der an diesem Abend anwesenden Paare. Natürlich könne man nie wissen, ob wirklich alle zuverlässig seien, wurde eingeräumt. Ein wenig Vertrauen brauche man unter dem Sozialkondom schon. Und wenn man herausfinde, dass sich ein Paar nicht an die Regel halte, dann werde es natürlich ausgeschlossen. So wie die beiden aus Augsburg, die man im Club beim ungeschützten Partnertausch mit anderen beobachtet habe, rutschte es einer Frau aus der Runde heraus. Ja, versicherte uns der Gastgeber. Die beiden habe man dann ausgeschlossen.

„Nun ja", konnte ich mir daraufhin nicht verkneifen zu sagen: „Da war das Sozialkondom wohl nicht ganz dicht."

Mit der Bemerkung löste ich betretenes Schweigen aus, und wir stellten fest, dass es Zeit war zu *gehen. Der Abend war etwas anders verlaufen als wir erwartet hatten. Wir hatten keine Sexparty erlebt – aber immerhin eine recht aufschlussreiche Diskussion gehabt.*

Solche privaten Partykreise gibt es überall. Und manche von ihnen geben ausdrücklich die Losung aus: keine Kondome. Dabei sind einige dieser Kreise weit weniger geschlossen als jener mit seinem löchrigen Sozialkondom. In den Swingerforen gibt es Gruppen, die so ziemlich jedes Paar aufnehmen, das einigermaßen attraktiv erscheint und Frischfleisch verspricht.

Wir hatten bei uns in der Gegend auch einmal einen solchen Kreis entdeckt, den wir zunächst interessant fanden – bis wir dann bei einer ersten Einladung zu einem privaten Partyabend die Spielregeln mitgeteilt bekamen. Und eine davon lautete: Alle Paare müssen bereit zum Partnertausch sein – und niemand darf ein Kondom verwenden. Ersteres ist für uns okay (sofern wir nicht mit jedem poppen müssen, aber das versteht sich von selbst), zweiteres war für uns hingegen ein ultimatives Killerargument. Selbst wenn man uns mitgeteilt hätte, dass in der Gruppe zwar weitgehend ohne Kondom getauscht würde, aber jeder, der das möchte, Kondome benutzen könne, hätten wir uns von der Gruppe ferngehalten. Natürlich weiß man auch bei flüchtigen Kontakten im Club nie, wen man da vor sich hat. Aber in solchen privaten Zirkeln mit solch klaren Ansagen weiß man es eben. Das sind aus unserer Sicht Wahnsinnige mit hohem Gesundheitsrisiko. Und von denen halten wir uns lieber fern.

Die sich übrigens auch von uns, wie wir festgestellt haben. Wir hatten ein Date mit einem Paar, das wir bei *joyclub.de* kennengelernt hatten. Bilder und Selbstbeschreibung klangen vielversprechend, die Wellenlänge schien auch zu stimmen. Also verabredeten wir uns mit den beiden auf einen Kaffee auf neutralem Boden – an einem Samstagnachmittag in einem netten Bistro. Das wurde zunächst eines dieser seltenen Treffen, bei denen so ziemlich alles zu stimmen schien: Die beiden waren attraktiv, keine kommunikativen Einzeiler, sondern fröhliche und espritvolle Menschen, mit denen wir auf Anhieb einen guten Draht hatten. Wir haben viel gelacht, während wir den einen oder anderen Kaffee miteinander tranken und vorzüglichen Kuchen aßen. Auch sexuell hatten wir zunächst den Eindruck, dass das hätte passen können. Sie hatten in ihrer Selbstbeschreibung im Profil ganz ähnliche Vorlieben angegeben wie wir. Es versprach ein interessanter Kontakt zu werden. Bis sie die Sache mit den Kondomen ins Gespräch brachten. Für uns eigentlich gar kein Thema – wir halten sie für selbstverständlich. Die beiden hingegen nicht: Nein, Gummis wollten sie beim Partnertausch nicht. Sie hätten die Erfahrung gemacht, dass die Dinger allzu oft platzten und auch ziemlich luststörend seien. Sie seien inzwischen beide sterilisiert und seit sie die Entscheidung getroffen hätten, auf Kondome völlig zu verzichten, sei ihr Lebensgefühl sehr frei und ihre Swingererlebnisse ausgesprochen geil geworden.

Wir hörten uns das mit einigem Erstaunen an, weil das aus unserer Sicht so rein gar nicht zu diesen zwei tiefgründigen und intelligenten Menschen passte. Aber sie meinten es durchaus ernst. Und nachdem wir uns nach dem ausgedehnten Kaffeenachmittag verabschiedet hatten, haben wir auf der Rückfahrt lange über die beiden gesprochen – immer in dem Tenor, dass das nun eigentlich gar nicht geht. Und dass das doch sehr schade sei, weil ansonsten mit den beiden alles super gepasst hätte. Nach dieser Begegnung waren wir ein wenig ins Wanken gekommen, ob wir sie nicht doch für ein erotisches Abenteuer hätten wiedersehen wollen – vorausgesetzt, sie würden mit uns ihre Kondom-Abneigung überwinden. Wollten sie aber nicht. Ihre nächste Mail an uns war absolut klar: Nein, mit Kondom komme für sie nicht mehr infrage – und wenn wir anderer Meinung seien, gebe es für sie auch keine Option für ein Wiedersehen. Und wir haben im Nachhinein gedacht: gut so.

Das Gespräch mit diesen beiden hat uns auch noch an einer anderen Stelle hellhörig gemacht: Als wir auf ihre spezielle Vorliebe für ungeschützten Sex den lusttötenden Einwurf vom erhöhten Gesundheitsrisiko brachten, entgegneten sie, dass wir da völlig beruhigt sein könnten. Denn sie würden beide regelmäßig Blut spenden – und hätten auf die Weise stets den Nachweis, weder Aids noch Hepatitis noch sonst irgendeine sexuell übertragbare Krankheit zu haben. Auf unsere Gegenfrage, woher sie denn wüssten, dass das bei uns ebenso sei (denn wir sind keine regelmäßigen Blutspender), wurden sie etwas schweigsam und bemühten schließlich das an dieser Stelle extrem schwache Argument ihrer guten Menschenkenntnis.

Da wir die Stimmung nicht völlig kippen lassen wollten, sprach keiner von uns aus, was uns beiden an dieser Stelle ebenfalls durch den Kopf ging: Blutspender? Als AO-Paar? Seid ihr denn völlig irre? Da HIV-Antikörper erst zwei bis drei Monate nach einer Infektion nachweisbar sind, sollte sich eine Blutspende mit weniger Abstand vom letzten risikoreichen Sex von selbst verbieten. Die Blutspendedienste verlangen deshalb einen Mindestabstand von drei bis sechs Monaten seit einem ungeschützten Kontakt mit einem neuen Sexualpartner.

Unsere beiden Spezis hatten nach eigener Aussage aber regelmäßig ein- bis zweimal im Monat Sexkontakte zu anderen AO-Paaren – und gingen trotzdem immer wieder zur Blutspende. Es mag ja sein, dass sie bisher Glück hatten und ihr Blut völlig in Ordnung war. Was aber, wenn das einmal nicht mehr der Fall ist – und dies wegen der nicht eingehaltenen Inkubationszeit nicht erkannt wird? Dann wandern viele böse HI-Viren durch die Blutbanken und irgendwann vielleicht in die Adern eines schwerkranken Menschen, der nichts von einer solchen Zutat ahnt.

Nach dieser Begegnung haben wir uns die AO-Gruppe bei *augenweide.com* einmal näher angesehen – und aus reiner Neugierde auch Mailkontakt zu verschiedenen Paaren dort aufgenommen. Zum Thema Gesundheit (sofern diese Paare denn überhaupt bereit waren, sich dazu zu äußern), stießen wir mehrfach auf dieses Argument (man könnte es auch Geständnis nennen): „Wir gehen regelmäßig Blut spenden." Da können wir nur sagen: Herzlichen Glückwunsch – an alle Menschen, die dieses Blut dann irgendwann erhalten. Das ist geplante Verantwortungslosigkeit. Ein Jurist würde für ein solches Verhalten wohl noch einen ganz anderen Ausdruck finden.

---

**Unser Tipp:**

Wenn andere Swingerpaare auch nur andeuten, dass sie Partnertausch ohne Kondom praktizieren, sollte man sich von ihnen fernhalten. Das Gesundheitsrisiko steigt ansonsten erheblich.

---

## 30. Die Welt da draußen: Das Doppelleben der Swinger

Juliane (48) und Matthias (51) liebten private Treffen. Hin und wieder gingen sie auch mal in einen Swingerclub, aber private Dates mit anderen Paaren machten sie weit mehr an – auch gern mal Treffen mit mehreren Paaren. Die beiden waren in der glücklichen Lage, andere Swinger zu sich nach Haus einladen zu können. Sie hatten ein großes Haus am Rand einer Kleinstadt, und ihre beiden Kinder studierten mittlerweile an weit entfernten Orten. In ihrem Wohnzimmer gab es einen riesigen, dicken, flauschigen Teppich und einen offenen Kamin, so dass sie dort eine erotische Wohlfühlatmosphäre herbeizaubern konnten, in der bei Kerzenschein und loderndem Feuer so manches möglich war – und auch vieles wahr wurde, wovon manch andere Menschen nur träumen. Die beiden hatten nur ein Problem: neugierige Nachbarn. Juliane beschrieb das so:

*Wenn wir Besuch von einem Swingerpaar bekommen, dann lassen wir irgendwann die Außenjalousien herunter. Dummerweise haben wir nebenan eine ausgesprochen neugierige Nachbarin, die mich darauf einmal am Gartenzaun ansprach und wissen wollte, warum wir manchmal schon so früh am Abend die Jalousien dicht machen. Ich war einen Augenblick völlig perplex über diese offene Neugierde. Aber dann habe ich*

*ihr mit einem freundlichen Lächeln ganz einfach
erklärt:*

*„Ach wissen Sie, immer wenn unsere Jalousien
unten sind, dann feiern wir in unserem Wohnzimmer wilde Sex-Partys."*

*Woraufhin meine Nachbarin und ich gemeinsam
in herzhaftes Lachen ausbrachen. Manchmal ist
eben nichts so unglaubwürdig wie die Wahrheit.
Sie hat nie wieder nachgefragt.*

Juliane und Matthias tun etwas, was nahezu alle
Swinger tun: Sie führen ein Doppelleben. Wer joggt
oder kegeln geht, wer auf Berge steigt oder durch
Schweden paddelt, der hat ein Hobby, von dem er
gern im Freundeskreis erzählt. Swingen hingegen ist
keine Sache, über die man Diaabende für seine
Freunde veranstaltet – auch wenn es vermutlich einer
der ganz seltenen Diaabende wäre, der auf ausgesprochen lebhaftes Interesse stoßen würde.

Der „Lifestyle"-Autor Terry Gould schätzt die Zahl
der aktiven Swinger in Mitteleuropa (also Deutschland, Österreich, Schweiz, Tschechien, Polen und die
Benelux-Länder) auf etwa eine Million. Wenn diese
Zahl stimmt, wären knapp ein Prozent der Bevölke-
rung Swinger. Nach einer anderen (nicht repräsenta-
tiven) Umfrage im Internet haben in Deutschland
jedoch etwa drei Prozent der erwachsenen Bevölke-
rung Swinger-Erfahrungen. Viermal so viele (vor
allem Männer) hegen zumindest den Wunsch. Auch
wenn genaue Statistiken zu dem Thema kaum zu

erheben sind, dürften sich die Zahlen wohl irgendwo in diesen Größenordnungen bewegen. In den verschiedenen Swinger-Portalen im Internet sind Zigtausende von Paaren oder auch Einzelpersonen angemeldet. Trotzdem kennt fast niemand ein Swinger-Paar in seinem normalen Freundes- oder Kollegenkreis. Aus einem ganz simplen Grund: Swinger erzählen nichts von ihrem sehr besonderen Hobby. Und das wäre auch nicht sonderlich sinnvoll. Denn die Welt draußen würde es nicht verstehen – auch wenn es dort viele Menschen gibt, die sich diesen erotischen Kick wünschen, sich den Wunsch aber niemals erfüllen.

Steffen hat seit Urzeiten einen sehr guten Freund, dem er einmal davon erzählt hat und bei dem er sich sicher ist, dass er dieses Geheimnis bewahrt. Steffens Freund fand das Thema hoch spannend und wollte dann einmal mit seiner Frau darüber reden – allerdings ohne Erfolg. Seine Frau blockte jedes Gespräch über dieses Thema schon im Ansatz ab. Offensichtlich empfand sie bereits die gedankliche Möglichkeit als eine Bedrohung. Auch Kirsten hat einmal versucht, mit einer guten Freundin ganz allgemein über das Thema zu sprechen. Auch sie kam nicht weit, denn die Freundin war sehr schnell geradezu empört über diese „widerwärtigen Praktiken" in solchen Clubs. Kirsten fragte ihre Freundin, woher sie denn wisse, was in solchen Clubs passiert und bekam die Antwort, die sie mehr oder weniger erwartet hatte: Ihre Freundin hatte ihr „Wissen" aus diversen Reportagen, die immer wieder auf verschiedenen privaten TV-

Sendern zu sehen sind, sowie aus einer Frauenzeitschrift, die eine Reporterin auf das Thema angesetzt hatte – welche aber offensichtlich nie in die Szene eingetaucht war, sondern wohl nur eine Internet-Recherche betrieben hatte, wie Kirsten nach Lektüre jenes Artikels feststellen musste. Aus der sogenannten Reportage sprach jedenfalls nicht der Hauch eines eigenen Erlebens.

Wenn sich Menschen, die allesamt nie einen Swingerclub betreten haben, die niemals Sex zu dritt oder zu viert erlebt haben, über das Thema Swingen unterhalten, dann haben erstaunlicherweise dennoch alle etwas dazu zu sagen. In solchen Diskussionen wird stets ein fundiertes Nichtwissen zusammengetragen, das durch keine persönlichen Erfahrungen belastet ist. Das sind hoch spannende Gespräche unter Blinden, die über Farben reden. Wir haben im Freundeskreis, etwa bei Geburtstagsfeiern, schon mehr als einmal solche Gespräche miterlebt. Und obwohl wir (vielleicht) die einzigen in der Runde waren, die ernsthaft zum Thema etwas hätten beitragen können, haben wir uns da stets sehr zurückgehalten.

Was eigentlich schade ist. Denn es hätte möglicherweise die Chance bestanden, ein paar Vorurteile zu erschüttern. Groß ist diese Wahrscheinlichkeit allerdings nicht. Denn liebgewonnene Vorurteile (über welches Thema auch immer) werden gehegt und gepflegt. Das letzte, was man da hören will, sind Fakten, die mit den eigenen Sichtweisen nicht zusammenpassen.

In der Welt draußen gibt es zum Thema Swingen zwei recht unterschiedliche Grundhaltungen: Die eine ist Empörung, die andere ist Neid. Wobei Neid eine zwar verbreitete, aber dennoch eher heimliche Sichtweise ist. Die offizielle Haltung ist normalerweise die Empörung.

Auch wir führen das Doppelleben, das die meisten Swinger leben. Wir empfinden es als sehr entspannt, dass wir uns hier in einer Schattenwelt bewegen, in die nur andere Swinger Einblick haben. Swingen ist gesellschaftlich nicht anerkannt (anders als mittlerweile beispielsweise Homosexualität). Deshalb werden bekennende Swinger von ihrer Umwelt abgestempelt und unter Rechtfertigungsdruck gesetzt. Wir wüssten nicht, warum wir uns einem solchen Druck aussetzen sollten. Zudem könnte es zumindest für einen von uns beiden im beruflichen Umfeld etwas heikel werden, wenn unsere Leidenschaft öffentlich bekannt würde (wenn vielleicht auch nicht ganz so prekär wie für jenes Pastoren-Ehepaar, das wir einmal im Club trafen). Aber der wichtigste Grund, weshalb wir unsere besondere Leidenschaft für uns behalten, ist dieser: Es geht niemanden etwas an! Unser Sexualleben gehört uns, und wir verspüren nicht geringste Veranlassung, darüber irgendjemandem Rechenschaft abzulegen.

Dieses Buch ist eine andere Sache. Wir gehen davon aus, dass es von Menschen gelesen wird, die sich wirklich für das Thema interessieren – und da erzählen wir gern über unser Sexualleben. Auch wenn wir dieses Buch aus den genannten Gründen unter einem Pseudonym geschrieben haben.

Natürlich kann man in der Swingerszene nicht immer anonym bleiben. Spätestens wenn man einen Club betritt, zeigt man sein Gesicht (es sei denn, es handelt sich um eine Maskenparty). Aber man zeigt sich ausschließlich anderen Swingern, die ebenso wenig Interesse haben wie man selbst, etwas in die Welt hinauszuposaunen.

Es gibt manchmal die bange Frage vor einem ersten Clubbesuch: Was passiert, wenn wir da Bekannte treffen? Welche Auswirkungen das für den Abend hat, hängt natürlich davon ab, wie nah einem die Bekannten sind – und wie groß der Club ist, in dem man sich dann vielleicht aus dem Weg gehen kann. Auf die Bewahrung des kleinen Geheimnisses sollte das eigentlich keine Auswirkungen haben. Zumindest werden die Bekannten kaum Interesse daran haben, anderen Menschen von dieser Zufallsbegegnung zu erzählen. Denn würden sie das tun, müssten sie ja gleichzeitig auch mitteilen, dass sie selbst in einem Swingerclub waren. Und das tut ganz einfach niemand.

Allerdings könnte es vielleicht sein, dass man etwa einen Kollegen nach einer zufälligen Begegnung im Swingerclub anders ansieht als zuvor. Von einer solchen Erfahrung erzählte uns Claudia (34):

*Der Abend hatte ganz spannend angefangen, wir waren an der Bar mit einem Paar ins Gespräch gekommen, als ich merkte, dass uns ein anderes*

*Paar, das etwas weiter weg stand, ständig ansah. Und dann fiel mir auf, dass ich den Mann kannte: ein Kollege! Im ersten Moment war ich ziemlich von der Rolle, aber mein Mann zuckte mit den Achseln und meinte nur, dass dem das vermutlich genauso peinlich sei wie mir. Etwas später beim Essen haben mein Kollege und ich dann auch noch ein paar Worte gewechselt – wobei er unbedingt betonen musste, dass diese Begegnung hier doch sicher unter uns bleiben werde. Als ich ihm versicherte, dass ich nicht die Absicht hätte, das am Montag ans schwarze Brett zu hängen, wirkte er erleichtert. Mein Mann hatte recht: Dem Kollegen war die Begegnung sogar noch unangenehmer als mir. Natürlich haben wir mit ihm und seiner Partnerin keinen Sex gehabt, und wir sind den beiden auch sonst eher aus dem Weg gegangen. Allerdings ist mir einmal aufgefallen, dass er uns zugesehen hat, als wir auf einer Spielwiese waren. Das war nicht schlimm, aber doch etwas merkwürdig. Glücklicherweise arbeiten wir in einer recht großen Firma und nicht in derselben Abteilung. Wenn wir uns jetzt im Aufzug oder in der Kantine begegnen, lächeln wir uns anders zu als früher. Es hat ein bisschen was von Komplizenschaft. Unangenehm ist mir das aber nicht. Eher im Gegenteil: Auch wenn der Kollege als Sexpartner für mich niemals infrage käme, erinnert mich seine Anwesenheit im Aufzug oder beim Meeting doch immer wieder an ein prickelndes Erlebnis. Und das ist im Alltag doch ein netter kleiner Gedankenausflug. Wenn auch*

*nur für ein paar Sekunden. Dabei beschleicht*
*mich nur manchmal der Gedanke, dass der Kolle-*
*ge auch weiß, wie ich nackt aussehe. Aber das*
*wüsste er auch, wenn wir uns in einer Sauna be-*
*gegnet wären. Da allerdings hätte er nicht erfah-*
*ren, dass ich beim Sex ganz schön laut werden*
*kann. Aber das wird er wohl für sich behalten.*

Um die Anonymität zu wahren, meiden manche Swinger ganz bewusst jene Clubs, die sich in der Nähe ihres Wohnortes befinden. Sie nehmen lange Autofahrten und eine Hotelübernachtung auf sich, um das Entdeckungsrisiko zu minimieren. In der Szene kursiert deshalb schon die ironische Sicht, dass man in weit entfernten Swingerclubs eher auf Bekannte treffen kann als vor der eigenen Haustür – weil das nämlich alle so halten.

„Willst du keine Freunde treffen, bleib in der Nähe", haben wir schon mehrfach gehört. Das ist eine ganz witzige Sicht der Dinge, auch wenn sie sachlich natürlich Unsinn ist. Wir sind an der Stelle inzwischen recht gelassen geworden und besuchen auch immer mal wieder gern einen bestimmten Club, der sich in der Nähe unseres Wohnortes befindet – ohne dort je einmal über Bekannte, Verwandte oder Kollegen gestolpert zu sein.

Trotzdem können wir die Sorge vor Entdeckung, die die meisten Swinger haben, durchaus nachvollziehen – auch wenn so etwas nach unserer Einschätzung extrem selten passiert. In den Profilen der entsprechenden Internetportale verbergen viele Paare ihre Gesichter – wenn auch längst nicht alle (siehe Kapitel 16). In manchen Profilen, in denen Menschen sich offen zeigen, haben wir diesen oder einen ähnlichen Satz gefunden:

*Liebe Freunde, Kollegen und Nachbarn: Vielleicht erstaunt es euch, uns hier in diesem Portal zu entdecken. Doch bevor ihr jetzt empört seid, fragt euch doch bitte erst einmal, was ihr hier macht.*

Dem muss man nicht viel hinzufügen. Trotzdem halten wir es wie viele andere Swinger auch: Wir zeigen in unserem Profil offen Bilder mit viel Haut, aber keine Gesichter. Für unsere Gesichter gibt es eine zweite Bildergalerie, für die man ein Passwort benötigt. Und das bekommt nur, wer uns wirklich interessiert.

Letztlich finden alle Swinger einen Weg, wie offen oder versteckt sie mit ihrer Leidenschaft umgehen. Juliane und Matthias halten ihre Nachbarn mit ihrer unglaubwürdigen Ehrlichkeit auf Distanz, haben aber auch festgestellt, dass man dennoch Überraschungen erleben kann. Dazu noch einmal Juliane:

*Kritisch war es nur einmal, als ich Kaffeebesuch von mehreren Nachbarinnen hatte und eine von ihnen ihren Hund dabei hatte. Der hat doch tatsächlich ein gebrauchtes Kondom unter dem Sofa hervorgeholt, das wir beim Aufräumen nach einer kleinen Party übersehen hatten. Ich konnte es ihm* grad noch aus dem Maul zerren, bevor eine der anderen mitbekam, was er da entdeckt hatte. Seither besteht bei meinem Mann der Verdacht auf eine akute Hundehaar-Allergie – und jeder sieht ein, dass schnuppernde Vierbeiner bei uns leider nicht mehr erwünscht sind.

**Unser Tipp:**

**Es macht keinen Sinn, seinem Freundeskreis über das Swingen zu berichten. Die Welt draußen wird es nicht verstehen.**

## 31. Eine Frage der Sichtweise: Tolerant bleiben

Swinger sind ausgesprochen tolerant – sollte man meinen. Auf den ersten Blick kann das auch gar nicht anders sein. Bei einem Menschen, der dem eigenen Partner Sex mit anderen Männern oder Frauen zugesteht, kann man sicherlich ein hohes Maß an Toleranz und Großzügigkeit unterstellen.

Dennoch staunen wir immer wieder, wie intolerant es gerade in Swingerkreisen manchmal zugeht. Wenn in den Diskussionsforen Meinungen geäußert werden, die gegen den Mainstream laufen, beschimpfen sich Swingerpaare zuweilen schlimmer als Politiker im Wahlkampf. Da werden andere Paare als „dämlich" beschimpft, die „keine Ahnung" hätten oder deren Ansicht „grandioser Schwachsinn" sei.

Beispielsweise haben wir einmal eine Onlinediskussion verfolgt, in der es ums Küssen ging. In den meisten Beiträgen hieß es mehr oder weniger übereinstimmend, dass Küssen zum Partnertausch unbedingt dazugehört. („Unbedingt" ist eine Vokabel, bei der wir generell etwas zusammenzucken.) Als dann aber ein Paar die Ansicht vertrat, dass Küssen etwas so Intimes sei, dass man das exklusiv dem eigenen Partner vorbehalten möchte, gab es einige ausgesprochen unfreundliche Reaktionen. Wenn sie mit anderen poppen würden, so die verständnislose Antwort eines anderen Paares, dann müssten sie die anderen doch wohl auch küssen wollen.

Nein, müssen sie nicht. Wir küssen ausgesprochen gern beim Partnertausch. Aber wir haben absolut Verständnis dafür, wenn andere Paare das nicht wollen. Wenn ein Paar für sich eine Grenze gezogen hat (welche auch immer), dann hat niemand dies infrage zu stellen (siehe Kapitel 6). Paare definieren für sich sehr unterschiedliche Grenzen. Und andere Menschen müssen diese Grenzen nicht verstehen. Respektieren reicht.

Auch in den Paarprofilen haben wir schon Sätze entdeckt, bei denen wir uns nur staunend und kopfschüttelnd angesehen haben. Wir hatten das in Kapitel 28 bereits kurz erwähnt. Beispielsweise fanden wir auch einmal diesen Absatz in einer Profilbeschreibung:

> *Ganz wichtig: Wir empfinden es als unmöglich und voll daneben, wenn man jemanden anschreibt und bekommt keine Antwort. Das ist ein Zeichen dafür, dass man keinen Anstand hat und keine Manieren besitzt. Euch hätten wir eh nicht kennenlernen wollen.*

Natürlich ist es immer freundlicher, eine Mail auch zu beantworten. Gar keine Frage. Aber eine Antwort einzufordern und für den Fall der Nichterfüllung dieser Forderung die anderen schon mal vorsichtshalber zu beschimpfen, betrachten wir auch nicht gerade als Formvollendung des freundlichen Umgangs. Von Menschen, die uns mit einer solch offen zur Schau gestellten Intoleranz begegnen, halten wir uns lieber fern. Glücklicherweise sind solche Profile aber eher die Ausnahme. Nach unserer Erfahrung gehen Swinger meist höflich und verständnisvoll miteinander um.

Wir hatten ja bereits in Kapitel 13 die Rolle des Kopfkinos beschrieben. Ohne einen Film im Kopf taucht vermutlich niemand in die Swingerszene ein. Es wäre spannend, einmal die Filme aller Clubbesucher eines Abends auf verschiedenen Bildschirmen nebeneinander laufen zu lassen. Hat dieser Clubabend beispielsweise 100 Besucher, so wird man mit Sicherheit auch 100 Bildschirme für 100 verschiedene Filme benötigen. Keiner dieser Filme wird deckungsgleich mit auch nur einem einzigen anderen Film sein. Nicht einmal die beiden Filme eines Paares. Das gilt sowohl für den Vorab-Film als auch für den späteren Film, der das tatsächlich Erlebte zeigt. 100 Menschen haben 100 verschiedene Realitäten. Die eine objektive Wirklichkeit gibt es nicht; es ist immer alles eine Frage der Sichtweise. Welche Sicht der Dinge ein Mensch hat, hängt von der Summe seiner bisherigen Lebenserfahrungen ab – und die sind nun einmal sehr unterschiedlich. Jeder Mensch schickt seine Wahrnehmungen durch diesen sehr persönlichen Filter im Kopf. Zwei deckungsgleiche Filme von ein und demselben Erlebnis sind damit ausgeschlossen. Wer Spaß an animierten Kinderfilmen hat, möge sich doch einmal „Die Rotkäppchen-Verschwörung" anschauen. In diesem wundervoll spaßigen Familienfilm geht es genau um dieses Thema: ein Ereignis, viele Sichtweisen.

Deshalb finden wir es vermessen, wenn Menschen meinen, dass ihr eigener Filter im Kopf der Maßstab aller Dinge sein müsste und alle anderen Swinger alles ganz genauso zu sehen haben wie sie selbst. Solche Absolutheitsansprüche sind uns immer wieder begegnet, und manchmal fragen wir uns nur fassungslos: Woher um alles in der Welt nehmen diese Menschen das?

Auch die Freunde von Lack, Leder und Peitsche haben ihre Sicht, was spannende Erotik ist. Diese Sicht teilen wir zwar nicht (und haben auf diesem Gebiet auch keinerlei Erfahrung, weshalb wir in diesem Buch dazu nicht weiter Stellung nehmen), aber wir denken, dass alles erlaubt sein sollte, was erwachsene Menschen einvernehmlich miteinander treiben – solange dabei niemand zu Schaden kommt.

Wir haben das Swingen als eine wundervolle Bereicherung unserer Sexualität erlebt. Und wir haben dabei erfahren, dass es nicht die eine Swingerszene gibt, in die man hineinpasst oder eben auch nicht. Es gibt nur verschiedene Menschen, und die sind genauso vielfältig wie überall im Leben. Swinger finden sich in jeder Altersgruppe, in jeder Gesellschaftsschicht, in jedem Beruf. Uns sind Handwerker und Ärzte begegnet, Landwirte, Studenten, Flugbegleiter, Pastoren, Lehrer, Hausfrauen, Abiturienten, Journalisten, Sozialpädagogen – und von vielen Menschen, denen wir bei unseren Clubbesuchen begegnet sind, haben wir nie den Beruf oder sonst irgendetwas aus ihrem Leben erfahren. Und es ist auch nicht wichtig. Die Swingerszene ist vor allem eins: bunt. Und das ist wundervoll.

Unser Tipp:

Man sollte niemals davon ausgehen, dass andere Menschen irgendetwas ganz genauso sehen wie man selbst.

# 32. Was es so alles gibt:
## Unser kleines Swinger-ABC

**Alles kann, nichts muss:** Das wohl älteste Motto, das in der Swingerszene zu finden ist. Ein echter Wiedergänger.

**Anlaufzeit**: Sollte nach unserem Empfinden immer vorhanden sein. Aber das sehen nicht alle so. Es gibt Paare, die ausdrücklich Dates „ohne Anlaufzeit" suchen. Das kann im Extremfall bedeuten, dass ein Paar ein anderes einlädt, und alle vier umgehend übereinander herfallen. Die meisten Swinger empfinden es hingegen als angenehm, langsam miteinander warm zu werden. Das gilt insbesondere für private Treffen. Im Club ist vieles spontaner und läuft oft tatsächlich ohne jede Anlaufzeit ab.

**AO:** Steht in der Swingerszene für „alles ohne". AO-Paare streben den kompletten Partnertausch ohne irgendwelchen Schutz an. Kondome sind in dieser sehr speziellen Szene verpönt. Es gibt in den diversen Swingerforen immer wieder Einladungen zu AO-Partys. Wer einer solchen Einladung folgt, sollte wissen, worauf er sich einlässt. Leider fehlt bei einer solchen Einladung der Hinweis: „Diese Party gefährdet ihre Gesundheit."

**Bi**: Vor allem viele Frauen in der Swingerszene haben mehr oder weniger ausgeprägte bisexuelle Neigungen. Bei Männern ist das weitaus seltener anzutreffen.

Gerade für Frauen ist ihre Bi-Neigung eine starke Motivation, swingen zu gehen.

**Blinddates**: Treffen sich zwei unbekannte Paare, dann spricht man von einem Blinddate – ebenso wie bei Verabredungen über eine Singlebörse. Das Spannende für viele Swinger ist, dass sie zwar in einer festen Partnerschaft leben, aber dennoch immer wieder das Prickeln neuer Blinddates erleben können.

**Cap d´Agde:** Das Urlaubsgebiet in Südfrankreich gilt als Mekka der europäischen Swinger. Viele Paare und Singles zieht es im Sommer dorthin. Es gibt mehrere Swingerclubs, und auch an den Stränden passiert zuweilen manches mehr als in anderen Urlaubsgebieten.

**CMNF:** Abkürzung für Clothed Male, Nude Female. Manche Menschen (vor allem Männer) lieben diese besondere Spielart, bei der ein komplett bekleideter Mann Sex mit einer nackten Frau hat. CMNF hat zweifellos etwas mit einer Unterwerfungsgeste zu tun und wird von Paaren bevorzugt, die ein dominant-devotes Verhältnis leben.

**Damenkränzchen**: Treffen mehrerer Swinger-Frauen ohne ihre Männer. Es kann sein, dass bei einem solchen Treffen nur geredet und Kaffee getrunken wird, es kann aber auch sein, dass die Damen eine Gruppensex-Party feiern – ganz ohne Mann.

**Darkdates**: Unter Darkdates versteht man Treffen, bei denen einem oder mehreren Beteiligten die Augen verbunden werden – und die daher nicht wissen, mit wem sie Sex haben. Nicht zu verwechseln mit ebenfalls so bezeichneten Treffen der schwarzen Szene.

**Darkroom**: Viele Clubs bieten Darkrooms an, in denen das Licht komplett gelöscht oder zumindest sehr stark abgedimmt ist. In größeren Darkrooms finden zuweilen regelrechte Fummelpartys statt. In kleinere Darkrooms ziehen sich gern zwei Paare zurück, um das Spiel in der Dunkelheit zu genießen.

**Devot und Dominant:** In den Fragenkatalogen der Swingerforen im Internet findet sich auch meist die Frage, ob die Partner zu einem dominanten oder devoten Verhalten neigen. Nach unserer Beobachtung sind vor allem Männer zumindest leicht dominant. Was man darunter versteht, ist natürlich sehr unterschiedlich. Manche Paare bezeichnen sich an dieser Stelle auch als Switcher – wechseln ihr Verhalten also zuweilen.

**Eifersucht**: Sollte nicht übermächtig sein, schwingt beim Swingen aber vermutlich immer ein bisschen mit – auch wenn viele Paare sich als absolut eifersuchtsfrei bezeichnen. Gerade die Mischung aus Geilheit und Eifersucht kann jedoch einen enormen Kick bedeuten.

**Essen und Trinken:** In fast allen Swingerclubs gibt es ein reichhaltiges kalt-warmes Buffet, das im Eintrittspreis enthalten ist. Manchmal ist das Essen ganz ausgezeichnet und fast allein schon ein Grund für einen Besuch in dem Club. Meist sind auch alle Getränke inklusive, manche Clubs verlangen einen Aufpreis für bestimmte Getränke, etwa Sekt oder Cocktails. Auch bei privaten Treffen kann Essen und Trinken eine wichtige Rolle spielen. Für eine entspannte Anlaufzeit ist das gemeinsame Abendessen ungemein wertvoll.

**Exhibitionismus**: Für manche Menschen liegt der Kick für einen Besuch im Swingerclub darin, sich anderen zu zeigen. Vor allem von Frauen haben wir gehört, dass es sie anmacht, wenn sie sich beim Sex beobachtet fühlen. Diese Art von Exhibitionismus kann im Swingerclub wundervoll ausgelebt werden. Manche Menschen präsentieren sich hier geradezu.

**FKK:** Ist bei Swingern ausgesprochen beliebt. Wenn die warmen Tage anbrechen, wimmelt es in den Swingerforen von Datewünschen, sich irgendwo am Kiesteich zu treffen. Was dort dann passieren soll und darf, hängt natürlich auch davon ab, ob noch andere Menschen anwesend sind. Ein bisschen sexeln (siehe unten) geht aber eigentlich immer. In der richtigen Gesellschaft Sonne auf nackter Haut zu spüren, ist ein wunderbares Aphrodisiakum.

**Fotosession:** Wer ein Internetprofil anlegt, sollte sich die Zeit nehmen, ein paar ansprechende Bilder zu machen. Eine solche erotische Fotosession kann leicht zum Vorspiel für spannenden Sex werden – auch und gerade, wenn man das nicht nur zu zweit macht.

**Gangbang**: Eine besondere Form des Gruppensex, bei der eine Frau Sex mit diversen verschiedenen Männern hat. In den Swingerforen auch gern mit GB abgekürzt.

**Getrennte Räume**: Manche Paare mögen besonders den Partnertausch in getrennten Räumen. Sie können sich dann besser auf den anderen Partner konzentrieren. Viele Paare lehnen diese Variante des Swingens hingegen ausdrücklich ab, weil für sie das Miteinander als Paar entscheidend ist.

**Gigolo**: Manche Clubs bieten sogenannte Gigolo-Abende an. Dabei handelt es sich meist um Paare-Partys, bei denen einige (vom Clubbetreiber handverlesene) Solomänner anwesend sind. Diese normalerweise ausgesprochen gut aussehenden Herren sind an einer Fliege um den Hals oder einem ähnlichen Merkmal zu erkennen. Vor allem Paare, die sich einen zweiten Mann als Mitspieler wünschen, sprechen diese Gigolos gern an.

**Gruppensex**: Laut Wikipedia ist Gruppensex eine Sexualpraktik, an der mehr als zwei Personen beteiligt sind. In Swingerkreisen wird der Begriff etwas anders gefasst. Bei drei Personen spricht man vom Dreier, bei zwei Paaren vom Vierer. Erst bei mehr als vier beteiligten Personen wird hier normalerweise von Gruppensex gesprochen.

**Hardcore-Swinger**: Paare, die ständig neue Kontakte knüpfen und nahezu jedes Wochenende losziehen, um ihre Leidenschaft auszuleben. Allerdings gibt es kaum ein Paar, das sich selbst als Hardcore-Swinger bezeichnet.

**Hausfreund/Hausfreundin**: Manche Paare legen sich einen Hausfreund, bzw. eine Hausfreundin zu – also einen Dritten, mit dem sie regelmäßig gemeinsam (oder auch mal einer allein) Sex haben.

**Herdentrieb**: Swinger neigen zum Herdentrieb. Liegen für einen Clubabend oder ein Event bereits viele Anmeldungen vor, so lockt die Aussicht auf eine gut besuchte Veranstaltung wiederum weitere Menschen an. Denn die Anwesenheit vieler anderer Menschen erhöht die Wahrscheinlichkeit, selbst das Passende zu finden.

**Hygiene**: Ist natürlich ein Muss. Auch wenn manche Swinger und auch einige Clubbetreiber das wohl leider nicht so eng sehen. In fast allen Clubs liegen jedoch nicht nur Kondome aus, sondern auch Kosmetiktücher oder Küchenrollen. Außerdem gibt es an verschiedenen Stellen große Stapel mit frischen Handtüchern. Diese Stapel werden meist während des Abends ständig aufgefüllt. Wer auf die Spielwiese geht, nimmt sich normalerweise ein, zwei Handtücher mit und wirft diese anschließend in die bereitstehenden Wäschekörbe, die in guten Clubs während des Abends regelmäßig geleert werden. Niemand muss mit ein und demselben Handtuch den gesamten

Abend verbringen. Die meisten Clubs haben zudem schöne Duschräume, die man nach sexuellen Aktivitäten nutzen sollte – vor allem, wenn der Abend noch weitergehen soll. Leider gibt es aber auch ausgesprochene Duschvermeider.

**Junge-Paare-Partys**: Werden in vielen Clubs als besonderes Event angeboten – beispielsweise jeden ersten Freitag im Monat oder zu ähnlich regelmäßigen Terminen. Es gibt dann eine Altersgrenze für Besucher, meist irgendwo Anfang 30. Manchmal reicht es, wenn einer von beiden nicht älter ist, manche Clubs bitten aber auch darum, dass beide die Grenze einhalten. Manche Clubs nehmen auch das gemeinsame Alter. Also beispielsweise: Beide zusammen nicht älter als 66. Nach unserer Beobachtung gibt es aber keine strenge Einlasskontrolle, es reicht normalerweise, wenn man zumindest so aussieht, als würde man das angegebene Alter nicht wesentlich überschreiten. Und manche Clubs sagen auch ganz klar: „Für junge und jung gebliebene Paare". Mit anderen Worten: Jeder ist willkommen. Trotzdem ist auch an solchen Abenden vor allem ein junges Publikum vorhanden. Ist man deutlich älter (und sieht auch so aus), sollte man besser nicht die Illusion haben, hier „Frischfleisch" zu bekommen. Das funktioniert eher selten. Der Reiz für Ältere bei solchen Partys liegt vor allem im Genuss für die Augen. Sucht man den, ist man hier natürlich richtig.

**Kondome**: Gibt es nach unserer Beobachtung in allen Clubs an allen wichtigen Orten. Meist in Schalen oder

Körbchen. Seit wir auch Partnertausch mit Geschlechtsverkehr machen, sind wir allerdings dazu übergegangen, dass Steffen sich ein kleines Etui mit einigen Kondomen in die Shorts steckt. Ganz einfach deshalb, weil wir nicht wissen, welche Qualität die ausliegenden Kondome haben. Weil uns bei aller Erregung unsere Gesundheit wichtiger ist, nehmen wir nicht die hauchzart-gefühlsechten Kondome, sondern lieber die besonders reißfesten. Auch bei privaten Treffen sollten Kondome zwar dezent platziert, aber stets griffbereit sein – gegebenenfalls auch an unterschiedlichen Orten in der Wohnung.

**Kopfkino**: Läuft vermutlich vor, bei und nach jedem Erlebnis mit. Für viele ist das ein spannender Zusatzkick. Manchmal verstärkt der Film im Kopf aber auch Ängste.

**Krankheiten**: Beim Sex können diverse Krankheiten übertragen werden – nicht nur Aids und Hepatitis. Zum Partnertausch sollten deshalb unbedingt immer Kondome gehören (siehe auch Kondome und AO).

**Küssen**: Gehört für viele Swinger zum Partnertausch dazu. Es gibt allerdings auch Paare, die kein Problem mit dem kompletten Partnertausch haben, es aber strikt ablehnen, andere Menschen auf den Mund zu küssen.

**Lack und Leder**: Die spezielle Szene mit diesem Dresscode ist an normalen Clubabenden eher spärlich vertreten. Hin und wieder sieht man zwar auch Menschen in dieser Kleidung, aber das muss dann nicht unbedingt auf martialische Vorlieben hinweisen. Wer die hat, sucht sich eher entsprechende Events aus, die von einigen Clubs angeboten werden (siehe auch SM).

**Latexallergie:** Gerade für Swinger eine unschöne Sache. Natürlich gibt es latexfreie Kondome, aber die sind recht teuer. Zudem liegen in Swingerclubs eher die normalen Gummis aus. Wer eine solche Allergie hat, kommt wohl nicht umhin, stets latexfreie Kondome dabei zu haben.

**Massage:** Sich zu einem Massageabend zu verabreden, ist eine wundervolle Möglichkeit, einen erotischen Abend zu viert relativ unverfänglich einzuleiten. Wer da wen massiert, ist natürlich Geschmacksache. Wir haben es schon mehrfach erlebt, dass beide Frauen von ihren jeweiligen Partnern massiert wurden – und im Laufe der Massage die Hände der Männer dann nicht nur bei den eigenen Frauen blieben. Beim Massagegel sollte man unbedingt darauf achten, dass es kondomverträglich ist, also auf Wasser- oder Silikonbasis. Beim Kontakt mit Öl können viele Latexkondome rissig werden.

**Outdoor:** Sonne auf nackter Haut ist wundervoll und heizt zusätzlich an. Wenn man sich zu viert am Baggersee trifft, kann das ein prickelnder Auftakt für einen lustvollen Abend in der eigenen Wohnung sein. Für ernsthaften Outdoor-Sex empfehlen wir aber, einen wirklich einsamen Ort zu suchen.

**Outfit**: Ist natürlich reine Geschmackssache. Im Swingerclub und auch bei privaten Treffen sollte es aber schon sexy sein. Es sei denn, der Club hat ausdrücklich andere Regeln. Es gibt einige wenige Clubs, in denen gepflegte Abendgarderobe vorgeschrieben ist – die man dann nur auf den Spielwiesen beziehungsweise davor ablegen darf.

**Parkplatztreffs**: In den Swingerforen gibt es immer wieder Verabredungen, sich zu einer bestimmten Uhrzeit auf einem (meist einsam gelegenen) Parkplatz zu treffen. Was dort passiert, kann sehr unterschiedlich sein. Manchmal bleibt es beim Smalltalk, manchmal befummeln sich fremde Menschen – manchmal haben sie auch ernsthaft Sex.

**Partnerpaar**: Manche Swingerpaare suchen ausdrücklich eine Dauerfreundschaft zu nur einem anderen Paar, mit dem es dann meist häufig zum Partnertausch kommt. Solche Paare beschreiben den Sex mit dem anderen Paar meist als sehr innig und vertraut.

**Polyamory**: Polyamory ist ein Kunstwort aus dem griechischen polys (mehrere) und dem lateinischen amor (Liebe). Polyamory bezeichnet den Umstand, eine Liebesbeziehung zu mehreren Menschen gleichzeitig zu unterhalten. Funktioniert wohl manchmal, meist aber eher nicht.

**PT**: Die allgemeine Abkürzung für Partnertausch. Schließt den Tausch mit Geschlechtsverkehr aber nicht automatisch ein. In Swingerprofilen findet man

deshalb oft die Abkürzung „PT mit GV" (also Partnertausch mit Geschlechtsverkehr) oder eben auch „PT
ohne GV". Bei solchen Profilen weiß man, woran man
ist und was die anderen möchten. „PT ohne GV" heißt
oftmals, dass die Paare gegenseitiges Fummeln und
auch Oralsex zulassen, aber eben keinen Geschlechtsverkehr mit anderen wünschen.

**Rasur**: Ein unrasierter Intimbereich ist in der Swingerszene mittlerweile verpönt und wird allgemein mit
ungepflegt gleichgesetzt (auch wenn das meist Blödsinn ist). Ob teilrasiert oder völlig glatt, ist natürlich
Geschmackssache. In den vergangenen Jahren geht
der Trend aber eindeutig zu glatt – bei beiden Geschlechtern.

**Safer Sex:** Verhalten zur sicheren Vermeidung von
sexuell übertragbaren Krankheiten. Ist beim Swingen
natürlich etwas schwerer einzuhalten als beim Sex zu
zweit. Mit etwas Umsicht ist aber normalerweise ein
zumindest risikoarmes Handeln möglich. Leider gibt
es Paare, denen Safer Sex ziemlich gleichgültig ist
(siehe AO). Unserer Einschätzung nach ist das aber
glücklicherweise eine Minderheit.

**Sauna:** Ein guter Ort für ein Date mit einem anderen
Paar. Die Sauna ist unverfänglich, und dennoch kann
dort das richtige Prickeln entstehen. Es entstehen
Entspannung und Leichtigkeit – beides unabdingbare
Voraussetzungen für guten Sex.

**Schweinchenstrand**: Öffentlicher Strand, der für sexuelle Aktivitäten seiner Besucher bekannt ist. Findet sich vor allem in einschlägigen Urlaubsgebieten, wie etwa dem französischen Cap d´Agde.

**Separee**: In praktisch allen Swingerclubs gibt es kleine Separees. Die werden gern von einem Paar genutzt, das unter sich bleiben möchte. Oder auch von zwei Paaren, die keine weiteren Mitspieler wünschen. Manche Separees sind abschließbar, manche aber auch nur durch ein umgedrehtes Schild oder eine vorgehängte Kordel verschlossen. Solche Stoppzeichen sollten andere Gäste unbedingt respektieren. Leider ist das aber nicht immer der Fall.

**Sexeln**: Eine Swinger-Variante unterhalb der Grenze zum ernsthaften Sex. Zwei Paare verabreden sich beispielsweise zum Ausgehen in frivoler Kleidung, zum Besuch einer öffentlichen Sauna oder am Baggersee. Dabei haben sie dann nicht wirklich Sex, schmusen oder fummeln aber gelegentlich aneinander herum. Sexeln ist oftmals das Vorspiel für mehr.

**SM**: Abkürzung für Sadomasochismus, der nach unserer Einschätzung in der Szene nur begrenzt verbreitet ist. Zwar gibt es in vielen Swingerclubs auch SM-Räume mit Käfigen, Peitschen, Kreuzen zum Fesseln und dergleichen. Aber nach unserer Beobachtung wird in solchen Räumen oftmals eher SM gespielt als wirklich praktiziert. Die ernsthafte SM-Szene hat ihre eigenen Partys.

**Snow and fun:** Ist nach Aussagen der Veranstalter „die schärfste Après-Ski-Party der Alpen". Zweimal im Jahr treffen sich in einem eigens dafür gebuchten Hotel in Österreich zahlreiche Swingerpaare für einen Skiurlaub der besonderen Art.

**Solofrauen**: Werden im Swingerclub fast immer eingelassen – auch wenn der Abend als reiner Paareabend deklariert ist. Normalerweise ist ihre Zahl eher klein. Ihre Anwesenheit wird in der Regel aber von allen anderen Anwesenden sehr geschätzt.

**Solomänner**: Werden an reinen Paareabenden im Club nicht eingelassen, sondern nur bei den entsprechenden Überschusspartys. Treten Solomänner in Massen auf, werden sie von manchen Paaren oft als störend empfunden.

**Sozialkondom**: Umschreibung für ungeschützten Partnertausch innerhalb einer fest umrissenen Gruppe. Sozialkondome sind extrem löchrig.

**Spieleabend**: Es gibt in der Szene mittlerweile eine ganze Reihe von Spielen, zum Teil auch Brettspielen. Meist geht es dabei, sich allmählich zu entblättern und andere erotische Aufgaben auszuführen. Solchen Spiele können sich über Stunden hinziehen. Während dieser Zeit heizt sich die Atmosphäre meist sehr auf, so dass es am Ende fast immer zu einer wilden Orgie kommt.

**Spielregeln**: Viele Paare stellen für sich Spielregeln auf, wie weit sie gehen möchten. Solche Spielregeln sollten unbedingt gelten – zumindest bis zu dem Augenblick, in dem beide gemeinsam beschließen, eine gesetzte Grenze zu verschieben.

**Spielzeuge:** Federn, Dildos, Gummischwänze oder ähnliche Accessoires können auch den Sex zu viert (oder zu wie vielt auch immer) bereichern. Im Sinne von Safer Sex sollte man aber darauf achten, ob und wie man damit Körperflüssigkeiten transportiert.

**Trio-Abend**: Manche Clubs bieten Trio-Abende an. Das bedeutet, dass zwar grundsätzlich nur Paare Zutritt haben, ein Paar aber eine Einzelperson mitbringen darf – egal ob Mann oder Frau. Das führt dazu, dass an solchen Abenden meist ein leichter Männerüberschuss herrscht. Viele Paare kommen ohne Dritten, aber die Paare, die jemanden mitbringen, haben meist einen Mann dabei. Aber auch Trios mit einer zweiten Frau sind manchmal anwesend.

**Überschuss-Partys**: Clubabende, an denen jeder willkommen ist. Und das bedeutet, dass sich stets ein (manchmal erheblicher) Überschuss an Männern einfindet. Zwar beteuern die meisten Clubs, dass sie Männer nur in begrenzter Zahl einlassen (beispielsweise nur ein Solomann pro Paar), aber nach unserer Beobachtung wird dieser Schlüssel nicht immer eingehalten.

**Valalta:** Urlaubsort in Kroatien. Nicht so groß wie Cap d´Agde, gilt aber ebenso wie der Ort in Südfrankreich als Swingerparadies.

**Vorlieben**: Kann man aus den meisten Profilen anderer Swingerpaare in den entsprechenden Internetforen meist herauslesen. Weichen die von den eigenen Vorlieben zu stark ab, dann ist das andere Paar vermutlich ungeeignet für ein Treffen.

**Webcam**: Chatten mit der webcam ist eine ganz gute Möglichkeit, die anderen etwas besser einzuschätzen als nur durch Bilder. Manchmal kommt es vor, dass Paare sich gegenseitig per webcam beim Sex zusehen. Ein erstes reales Treffen hat dann manchmal bereits etwas Vertrautes.

**Zusehen**: Wer anderen Menschen gern beim Sex zusieht, ist in der Swingerszene richtig. In allen Swingerclubs sind einige Spielwiesen so gestaltet, dass man durch Löcher, Sehschlitze oder halb verspiegelte Fenster dem Treiben von draußen zusehen kann. Zusehen ist im Swingerclub meist ausdrücklich erwünscht. Sowohl Voyeure als auch Exhibitionisten kommen hier auf ihre Kosten.

## Nachspiel

Noch nie hat es uns derart viel Spaß gemacht, eine selbst gestellte Aufgabe zu erledigen – von der ersten Recherche bis zu dieser Schlussbemerkung.

Unser besonderer Dank gilt allen Gesprächspartnern, die uns mit viel Offenheit ihre Geschichten erzählt haben.

Natürlich wissen wir, dass wir keineswegs einen vollständigen Überblick über die Swingerszene verfasst haben. Den kann es angesichts der Vielfalt, die hier herrscht, wohl auch niemals geben. Aber wir freuen uns, wenn wir vielleicht ein paar Anregungen geben konnten – für was auch immer.

Von Kirsten Steiner sind bisher
folgende Titel erschienen (Stand September 2017):

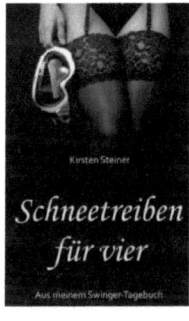

### Schneetreiben für vier

Winter, Sonne, Sex – eine wundervolle
Mischung. Allerdings waren Sabrina und
Florian, mit denen wir diesen Skiurlaub im
Montafon verbrachten, als Swinger noch
völlige Anfänger. Dennoch wurde es
eine heiße Woche zwischen Piste, Sauna und
Bett. Aber vielleicht war es auch gerade
deshalb so spannend, weil die beiden gar
nicht so recht wussten, was sie eigentlich
wollten. So manches haben sie mit uns dann
aber entdeckt.

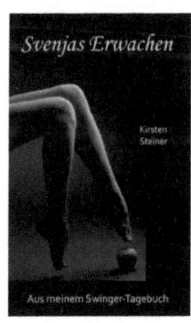

### Svenjas Erwachen

Meine Schulfreundin Svenja war schon immer ein schwieriger Fall. Als Teenager hatte
sie nie einen Freund abbekommen, als Stu-
dentin geriet sie stets an die falschen Männer.
Als sie mir dann einmal erzählte, dass sie seit
fünf Jahren keinen Sex mehr gehabt hatte,
habe ich sie zu einem Besuch im Swingerclub
überredet – nur sie und ich und ohne meinen
Liebsten. Und mit einer Freundin durch
einen Club zu streifen, ist etwas ganz anderes
als mit einem Mann an der Seite.

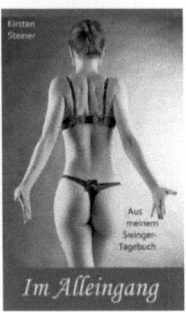

### Im Alleingang

Mir war nicht ganz wohl bei der Sache. Aber Steffen hatte etwas gut bei mir, und so ging ich auf seinen Vorschlag ein: Gemeinsam in den Swingerclub – aber dann sollte jeder für drei Stunden allein auf Pirsch gehen. Im Nachhinein war ich erstaunt, was in drei Stunden so alles passieren kann.

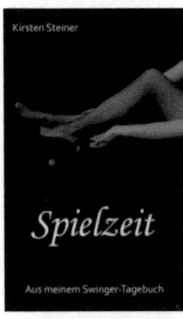

### Spielzeit

Vier Paare, ein Ferienhaus und ein sonniges Pfingstwochenende:Die Zutaten zu diesem Spiele-Wochenende waren verlockend, und wir folgten der Einladung. Wobei wir nicht geahnt hatten, dass unsere Gastgeber wirklich spielen wollten. Allerdings wurden das Spiele der besonderen Art.

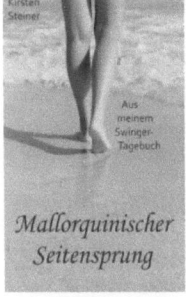

### Mallorquinischer Seitensprung

Zwei Männer allein für mich: Mit dieser pikanten Überraschung wollte Steffen mir den Urlaub versüßen – was ihm auch gelang. Doch dieser zweite Mann hatte ein kleines Geheimnis. Und das sollte noch ein ganz anderes erotisches Abenteuer auslösen – ein Erlebnis, an dem nicht nur wir drei beteiligt waren.

### Die Frau, die in einen Swingerclub hineinging und aus einem Jungbrunnen herauskam

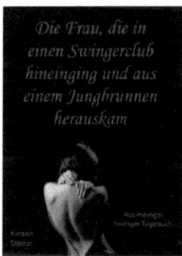

„Mein Mann vögelt mit so schönen jungen Frauen wie dir seine Midlife-Crisis weg", hatte Sylvia nach unserem Vierer auf der Swingerclub-Matte zu mir gesagt. Im weiteren Verlauf des Abends stellte ich fest, dass sie mit ihrer Einschätzung wohl durchaus richtig lag – sie selbst aber auch tief in dieser Krise einer Mitt-Vierzigerin steckte. Doch obgleich sie es zunächst nicht so recht glauben wollte, tat der Sex mit einem deutlich jüngeren Mann auch ihr gut. Und nicht nur mit einem …

### Sommer, Sonne, Billard, Bisex

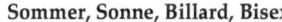

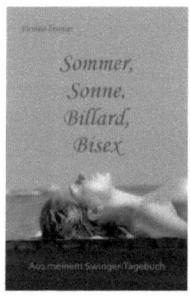

Swinger-Erlebnisse im Urlaub sind eine wundervolle Sache – wenn man denn die richtigen Mitspieler dafür findet. Vor unserem Herbsturlaub auf Menorca hatten wir deshalb schon vorab ein entsprechendes Date vereinbart. Das allerdings sollte zu einer ziemlichen Enttäuschung werden, sodass wir uns bereits auf einen Urlaub nur in Zweisamkeit einstellten. Doch dann geriet ein ganz anderes Paar in unseren Blick. Mit diesen zwei jungen und attraktiven Menschen sollten wir gleich mehrere Überraschungen erleben. Und sie mit uns.

287

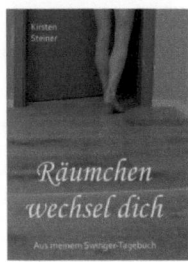

### Räumchen wechsel dich

Swingen ja, aber Partnertausch in getrennten Räumen? Das kam für uns nicht infrage. Dachten wir ... Dann aber trafen wir Katja und Lukas, die das eigentlich genauso sahen. Eigentlich ... Doch zu unserer Überraschung entwickelte sich der erotische Abend mit den beiden ganz anders, als wir alle das wohl erwartet hatten ...

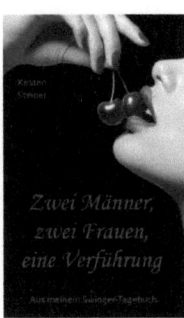

### Zwei Männer, zwei Frauen, eine Verführung

Wir hätten nicht geglaubt, dass eine Beziehung zu viert funktionieren würde. Mit Birte und David jedoch entdeckten wir eine ganz neue Dimension des Swingens. Plötzlich war alles möglich, alles erlaubt. Wir erlebten mit den beiden die aufregendste Zeit unseres Swingerlebens – und ein Wechselbad der Gefühle. Wir kamen den beiden unglaublich nah. Vermutlich zu nah.

Lob, Kritik, Anmerkungen, Fragen?
Wir freuen uns über eine Mail an:

kirsten.steiner84@web.de

Und natürlich freuen wir uns auch über
das Geschenk einer kleinen Rezension
in einem der Buchshops im Internet.